透析看護基本レクチャー
透析ナーシング　55の質問

医療法人社団 松和会理事長 / 順天堂大学 名誉教授

富野康日己

◆はじめに

　現在、末期腎不全から慢性維持透析療法に移行した患者さんは34万人を超えたと報じられています。その約97%の患者さんは、血液透析を受けておられます。血液透析には、チームリーダーといえる医師を中心に看護師、臨床工学技士、管理栄養士、薬剤師、医療ソーシャルワーカー（MSW）、トレーナーやナースエイドと呼ばれる看護助手などの透析スタッフが関わっています。これら透析スタッフのお力もあり、わが国の透析療法は国際的にも大変優れていると言われています。

　透析療法に関する特長のある解説書や実践書は、これまで数多く発行されていますが、2004年、初めて人工腎臓室（透析室）に配属された看護師がいろんな経験を積みながら優れた透析ナースに成長していくよう、段階を経ながらQ＆A方式で簡明に解説する「血液透析担当ナース55の質問」を順天堂大学医学部腎臓内科の仲間たちと発刊いたしました。これまで多くの透析ナースにお読みいただいたと聞き、大変嬉しく思っています。しかし、最近は透析治療形態や透析液の改良、バスキュラーアクセスの変化、新薬の開発など目覚ましいものがあります。今回、「血液透析担当ナース55の質問」の特長を活かしつつ、新たな姉妹本として「透析看護基本レクチャー・透析ナーシング55の質問」を上梓いたしました。また、世界的に流行している新型コロナウイルス感染症（COVID-19）と透析療法患者さんとの関連や、透析療法の見直しなどについても記載しました。一問一問、読み込むことで理解が得られ、透析医療に十分活かしていただけるものと思います。しかし、なかには専門的すぎて難解な解説があるかもしれませんので、読者の皆さんの忌憚のないご意見をお待ちしています。

　本書を上梓するにあたり、ご協力いただいた（医社）松和会 杉村紀子管理栄養士・長尾達也さんとフジメディカル出版の皆さまに厚くお礼申し上げます。

2021年　初夏

新型コロナウイルス感染症の終息を祈って
富野康日己

◆執筆協力者

本書の姉妹本「血液透析担当ナース55の質問」の執筆にご協力いただいた順天堂大学医学部腎臓内科の仲間たちに感謝する。

（敬称略、順不同）

堀越　哲	林野久紀	船曳和彦
福井光峰	濱田千江子	前田国見
蒔田雄一郎	菱木俊匡	田代享一
来栖　厚	彰　一祐	林　健志
四家敏秀	井上早苗	合田朋仁
井尾浩章	前田敦子	武田之彦
清水あゆみ	小林達昌	日高輝夫
山路研二	島岡哲太郎	関口　嘉
岡本真智子	坂本朋子	相澤昌史
中田純一郎	有賀誠記	山崎貴彦
井沼治朗	児玉史子	小原一廣
金子　滋	迫田智子	稲見裕子
木原正夫	佐竹健至	瀬戸拓也
仲本宙高	堀内智英	

目次

目次

5章　生活指導 (食事指導・運動サポート) と体重管理

目次

追補

1章

透析室に入る前に透析担当ナースとして
知っておくべきこと

透析室（人工腎臓室）を担当することになりました。どのような職種の人がいるのでしょうか？

　人工腎臓室（透析室）では、医師、看護師、臨床工学技士、ナースエイドと呼ばれる看護助手などの医療スタッフが常時働いています。看護助手（ナースエイド）がいない施設もあります。透析療法の基本は優れたチーム医療を行うことですが、医師は腎臓内科や泌尿器科医が多く、透析に関する治療全般に関わる透析医療のチームリーダーと言えます。

1.　看護師：透析患者さんの看護にあたりますが、穿刺や抜針、透析機器の簡単な管理を行うことなど、かなり広い範囲の仕事を受けもっています。欧米・台湾などでは専門性の高い透析ナースが活躍しており、わが国でも透析ナースの教育の強化が行われています。

> **★註）看護師の役割は？**：看護師は、SDM（shared decision making）のキーパーソンであることが望まれています。SDMとは、情報を共有し透析スタッフと患者さんが互いに同意して意思決定するという概念です。その両者のつなぎ役が看護師に求められています。

2.　臨床工学技士：一般にテクニシャンと呼ばれています。臨床工学技士は、厚生労働大臣の免許を受けている職種で医師や看護師とチームを組んで、「生命維持管理装置の操作や保守・点検」を行います。生命維持管理装置とは、人の呼吸や循環または代謝機能の一部を代替、または補助する装置で、血液浄化装置ももちろんこれに含まれます。血液浄化業務としては、血液透析療法や血液濾過療法、血漿交換療法、血液吸着法などがあります。

　臨床工学技士の人たちは、透析機器の専門家でいつも器械のそばにいるので、器械のことで疑問や心配・不安なことがあったらお尋ねください。また、透析中に心配なことがあったら相談してください。医師や看護師に言えないことでも、臨床工学技士には話ができるという患者さんも多くいらっ

しゃいます。

3．その他：病院や透析クリニックには、医療全般についての相談にのって
くれる医療ソーシャルワーカー（MSW: medical social worker）や管理栄養
士、薬剤師が勤務しています。これらの職種の人たちは、いつも透析室に
いるわけではありませんが、透析療法に関与し透析患者さんの診療の一翼
を担っています。生活の変化や経済的な問題には医療ソーシャルワーカー
（MSW）が担当し、透析を上手に長く続けるための栄養管理と薬物療法の
問題は、管理栄養士や薬剤師が相談にのっています。透析患者さんでは、
服薬する薬剤数が多くなるので残薬も増えてしまいます。そうした際には、
院内・院外薬局の薬剤師による服薬指導が行われます。

Q2

どのような人が血液透析を受けるのですか？
その原因は何ですか？

1．どのような人が血液透析を受けるのですか？

　わが国で慢性維持透析を受けている患者さんの数は、2019年末、344,640
人であると報じられました。前年に比べ4,799人増加しています。わが国の
患者数は、米国（49.6万人）、中国（46.5万人）に次いで世界第3位と言わ
れています。

2．その原因は何ですか？

　わが国の透析患者さんの原因にもいくつかの大きな変化がみられるよう
になりました。ひとつは、慢性糸球体腎炎から末期腎不全（透析療法）へ
進んでいく患者さんの割合が、減少していること（25.7％）、2つめは糖尿
病性腎症を原因とする患者さんが急激に増加していること（39.1％）（**図
1-1**）です。3つめは、高血圧や動脈硬化による腎硬化症が徐々に増加して

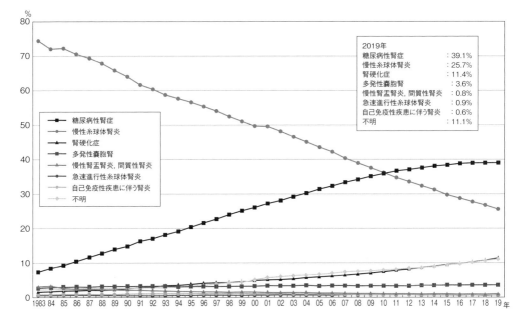

%
80

2019年	
糖尿病性腎症	：39.1%
慢性糸球体腎炎	：25.7%
腎硬化症	：11.4%
多発性嚢胞腎	：3.6%
慢性腎盂腎炎，間質性腎炎	：0.8%
急速進行性糸球体腎炎	：0.9%
自己免疫性疾患に伴う腎炎	：0.6%
不明	：11.1%

凡例：
- 糖尿病性腎症
- 慢性糸球体腎炎
- 腎硬化症
- 多発性嚢胞腎
- 慢性腎盂腎炎，間質性腎炎
- 急速進行性糸球体腎炎
- 自己免疫性疾患に伴う腎炎
- 不明

図1-1 慢性透析患者　原疾患割合の推移、1983-2019

「わが国の慢性透析療法の現況（2019 年 12 月 31 日現在）」（日本透析医学会 , 2020 年出版 , 東京）より

いること（11.4%）があげられます。こうした傾向は、長年にわたり継続しています。そして、毎年透析導入される患者さんが高齢化していること（2019 年末集計：全体の平均年齢69.09歳）などです。

　しかし、近年の透析技術のめざましい進歩と改善は、長期にわたって透析を続けられ、長生きされる患者さんの増加をもたらしました。これは、大変素晴らしいことだと思います。一方では、長期維持透析に伴うさまざまな合併症がみられるようになり、長期生存患者さんの生命予後を危うくするような事態も知られるようになってきました。また、慢性維持透析患者総数の増加とともに、毎年年間の透析患者さんの死亡数も増加してきています。死亡原因の構成をみると、過去10年間でほとんど変化はありません。2019年の死因では、第1位心不全、第2位感染症、第3位悪性腫瘍、第4位脳血管障害です。

透析導入後の透析歴をみると、透析歴5年未満が全体の47.6％、透析歴20年以上は8.4％、30年以上は2.3％、40年以上が0.4％です。2018年末の最長透析歴は、51年4ヵ月と報告されています。原因となった病気が糖尿病性腎症の場合は、慢性糸球体腎炎の場合にくらべ導入後の透析歴（生存率）は、かなり悪くなっています。糖尿病では動脈硬化などの血管の病的な変化をもっていることが多く、さらにその後の自己管理（血糖、血圧、体重など）の不良が重なって、血管病変を一層現れやすくしていると思われます。その結果、感染症や心筋梗塞、脳血管障害などの合併が多くなり、予後に大きな影響を及ぼしているためと考えられます。

Q3

血液透析を受けている患者さんは増えているのですか？それはどうしてですか？

1. 血液透析を受けている患者さんは増えているのですか？

わが国における慢性透析療法を受けている患者さんの数は、2019年末、344,640人であり、前年度に比べ実に約4,799人増えています（**図1-2**）。透析患者数は、年々増加傾向にありましたが、近年は患者数の伸びが鈍化傾向にあります（**図1-3**）。このうちの大部分の患者さんが血液透析を受け、腹膜透析（CAPD）はむしろ減少し2018年末で全透析例の3.0％となっています。

2. それはどうしてですか？

それは糖尿病性腎症による透析導入患者数の増加が著しいからにほかなりません。**図1-1**をご覧ください。1998年から透析導入の原因疾患として糖尿病による末期腎不全が第1位となり、現在では39.1％を占めています。逆に、それまで第1位だった慢性糸球体腎炎の患者数は減少傾向にあります（25.7％）。超高齢社会になり、腎硬化症によるものも年々着実に増加しています（11.4％）。腎硬化症では、導入年齢が最も高いことがこれを裏づ

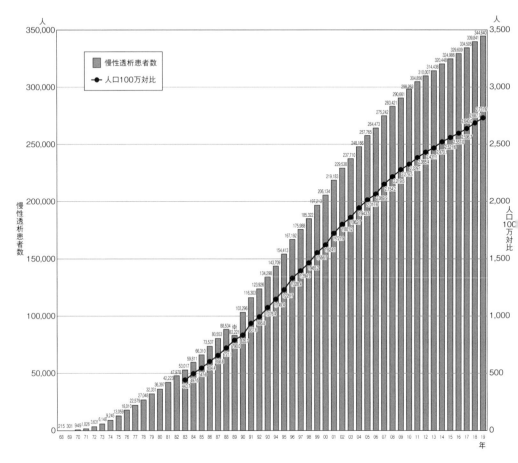

図1-2 慢性透析患者数 (1968-2019) と有病率 (人口100万対比，1983-2019) の推移

「わが国の慢性透析療法の現況 (2019 年 12 月 31 日現在)」(日本透析医学会 , 2020 年出版，東京) より

※ 1989 年末の患者数の減少は，当該年度にアンケート回収率が 86 ％ と例外的に低かったことによる見掛け上の影響である

人口 100 万対比は回収率 86 ％ で補正

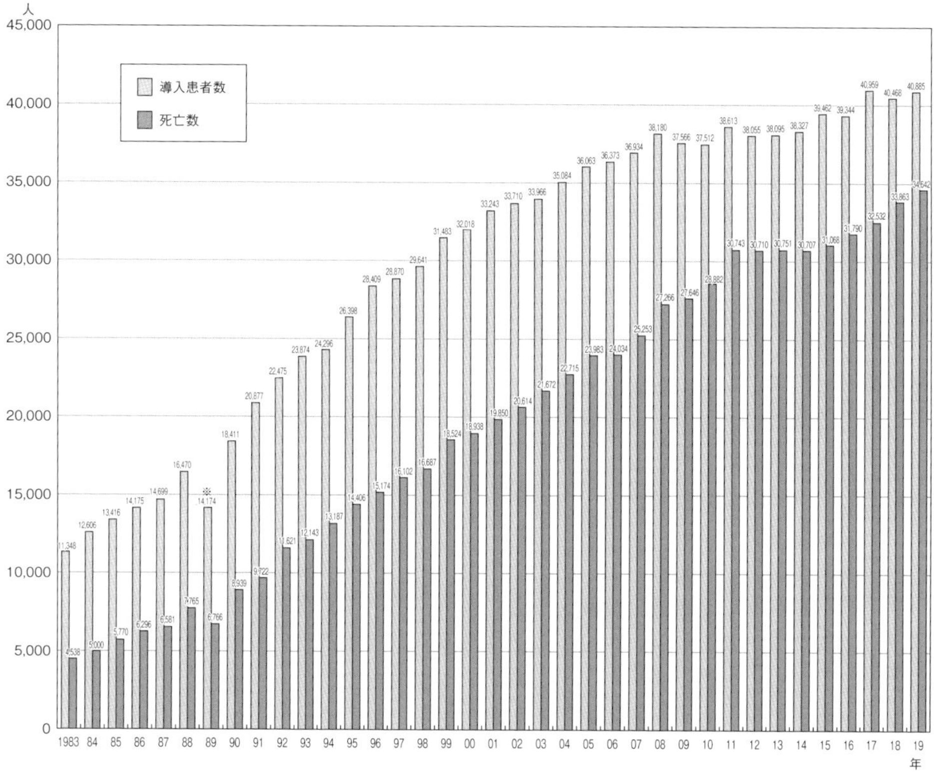

図1-3 導入患者数および死亡患者数の推移、1983-2019

「わが国の慢性透析療法の現況（2019年12月31日現在）」（日本透析医学会，2020年出版，東京）より

※1989年末の患者数の減少は、当該年度にアンケート回収率が80％と例外的に低かったことによる見掛け上の影響である

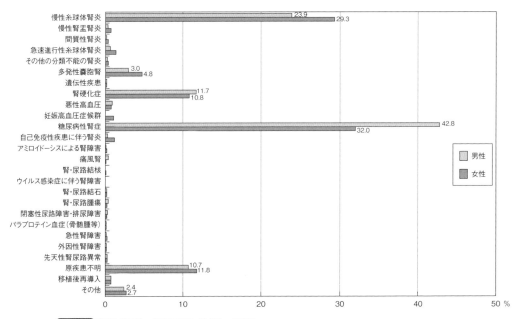

慢性糸球体腎炎　　　　　　　23.9　29.3
慢性腎盂腎炎
間質性腎炎
急速進行性糸球体腎炎
その他の分類不能の腎炎
多発性嚢胞腎　3.0　4.8
遺伝性疾患
腎硬化症　11.7　10.8
悪性高血圧
妊娠高血圧症候群
糖尿病性腎症　42.8　32.0
自己免疫性疾患に伴う腎炎
アミロイドーシスによる腎障害
痛風腎
腎・尿路結核
ウイルス感染症に伴う腎障害
腎・尿路結石
腎・尿路腫瘍
閉塞性尿路障害・排尿障害
パラプロテイン血症(骨髄腫等)
急性腎障害
外因性障害
先天性腎尿路異常
原疾患不明　10.7　11.8
移植後再導入
その他　2.4　2.7

図1-4 導入患者　原疾患と性別、2019

「わが国の慢性透析療法の現況（2019 年 12 月 31 日現在）」（日本透析医学会 , 2020 年出版 , 東京）より

けています（**図1-4**）。多発性嚢胞腎、慢性腎盂腎炎、ループス腎炎、急速進行性糸球体腎炎などによるものの頻度には、著しい変化はありません。

Q4

腎臓はどのような働きをしているのですか？

　腎臓の働きは、一言でいえば、体液の恒常性（ホメオスターシス）を保つことにあり、大きく分けると以下の4つの働きがあります。

1. 水・電解質の調節

　ヒトでは体重の約60％が水分で、その2／3は細胞内液、1／3は細胞外液として存在しています。細胞内液の主な陽イオンはカリウム（K^+）、細胞外液ではナトリウム（Na^+）で、これらの電解質が浸透圧を形成し細胞内外の恒常性（ホメオスターシス）を保っています。したがって、細胞の周囲（すなわち、細胞外液）の浸透圧は常に一定である必要があります。細胞外浸透圧が上昇すれば、細胞内から細胞外へと水が流出して細胞は縮小しますし、下降すれば細胞内へと水が流入して細胞は膨化してしまいます。いずれにしても細胞の機能は、障害されてしまいます。この浸透圧調節のため、腎臓は細胞外液の水分量とNa^+濃度の調節を行っているのです。例えば、激しい運動で汗をかき細胞外液が減ると、脳の中にある渇中枢が浸透圧の上昇を感知して飲水を促します。それと同時に、脳下垂体後葉から分泌される抗利尿ホルモン（バゾプレシン）が腎臓の尿細管（集合管）に働いて水の再吸収を促します。この調節系が常に働いているため、体液の浸透圧は常に一定になっているのです（図1-5）。

　一方、体液の量は細胞外液中のNa^+量に左右されます。大量の下痢など

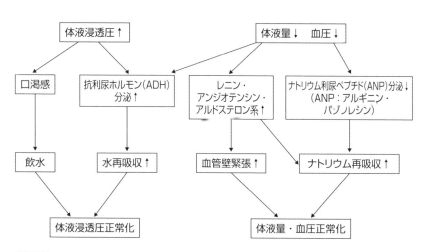

図1-5 浸透圧と体液量の調節機構
水とナトリウムの再吸収を腎臓で調節している。

で体液量が減り血圧が低下すると、副腎皮質ホルモンの一つであるアルドステロンが分泌され、腎臓の尿細管（集合管）に働いてNa^+の再吸収を促します。心房の伸展刺激によって分泌され、腎臓に働いてNa^+の再吸収を抑制するナトリウム利尿ペプチド（ANP）の分泌は、逆に低下します。これらが、ともにNa^+を保持して体液量を増加させる方向へ働き、体液量を回復させるのです。もちろん同時に渇中枢の刺激やバゾプレシンの分泌も促されて、浸透圧調節系も働いています。

　細胞内液の主たる陽イオンであるK^+は、腸管から吸収されて血管内に入ったK^+の約90％を腎臓から排泄することによって、細胞外液の濃度を3.5～5.0 mEq/Lという狭い範囲に調節しています。もちろんこの間には、Na^+-K^+ポンプやK^+チャネルによってK^+の細胞内外への移行が行われています。

2. 酸塩基平衡の調節

　ヒトは糖質と脂質を主なエネルギー源としていますが、これらは代謝されて最終的に水（代謝水）と炭酸ガス（CO_2）になります。筋肉により産生された乳酸も肝臓で代謝されて、炭酸ガスができます。この炭酸ガスは呼気からも排出されますが、血液中の炭酸ガス（CO_2）の大部分は水（H_2O）と反応して下記のように水素イオン（H^+）を生じます。

$$CO_2 + H_2O \rightleftarrows H_2CO_3 \rightleftarrows H^+ + HCO_3^-$$

　このH^+を消費するための重炭酸イオン（HCO_3^-）の産生やH^+の排泄の役割を腎臓が担っています。また、蛋白質/アミノ酸などが代謝されてできた炭酸ガス以外の不揮発性酸から生じたH^+も、リン酸（HPO_4^{2-}）などの滴定酸やアンモニア（NH_3）に取り込まれて尿中に排泄されます。このような腎臓の働きによって血液のpHは、7.35～7.45に保たれているのです。

3. 蛋白質代謝産物の排泄

　蛋白質/アミノ酸が代謝されることによって産生されたNH_3は、肝臓の尿素サイクルに入って尿素（urea）となります。この尿素の産生量に見合う量が尿素窒素（urea nitrogen）として腎臓から排泄されます。したがって、尿素窒素の1日排泄量を測定することで、たんぱく質摂取量を計算することができます。

4. ホルモンの分泌と作用

　腎臓では前述した体液量や血圧、水・電解質を調節しているレニン-アンジオテンシン-アルドステロン（RAA）系を司るレニンや骨髄に働きかけて赤血球産生を刺激するエリスロポエチン（EPO）などのホルモンを産生しています。また、ビタミンDは、肝臓で25-ヒドロキシビタミンDとなり、さらに腎臓（近位尿細管）で活性型ビタミンD（1,25-ヒドロキシビタミンD）となります。この活性型ビタミンDは、骨吸収や骨石灰化、骨形成を促進し、腸管や遠位尿細管からのカルシウムの再吸収を亢進させる作用をもっています。さらに、副甲状腺ホルモン（PTH）も腎臓（近位尿細管）に働いてカルシウム（Ca^{2+}）の再吸収を促進させます。このように腎臓は、ホルモンを産生したり、ホルモンの標的器官となって体液の恒常性を保つ働きをしているのです。

Q5

腎不全とはどのような病気ですか？
また、尿毒症って何ですか？

1. 腎不全とはどのような病気ですか？

　腎不全とは腎臓機能不全の略で、いろいろな原因により腎臓の機能（働き）が低下した状態を言います。腎不全は、急性腎不全（急性腎障害）と慢性腎不全の2つに分けられます。急性腎不全の腎機能低下は一時的なことが多く、無尿（1日尿量100 mL以下）となった場合でも2週間ほどで尿が出始め、約1ヵ月で腎機能は回復することがあります。しかし、急性腎不全から回復せず慢性腎不全へと増悪することもあります。慢性腎不全での腎機能低下は一般に徐々に起こりますが回復することはなく、増悪すると尿毒症に移行し腎代替療法（血液透析、腹膜透析、腎移植）を受けなければならなくなります。

2. また、尿毒症って何ですか？

　尿毒症（uremia）は、血液中に尿毒症性毒素〔ウレミックトキシン：尿素窒素（BUN/SUN）やクレアチニン（Cr）などに代表される体内でできた老廃物〕や過剰な水分などが貯まって引き起こされ、進行具合によりさまざまな症状が現れます。初めは、全身倦怠感や易疲労感、貧血、食欲不振、嘔気、頭痛、不眠、浮腫（むくみ）などが出てきますが、腎機能がさらに低下すると尿量が減少して肺うっ血を起こすため、呼吸困難や咳、喀痰（半透明でピンク色の水っぽい）、深くて大きな呼吸などが現れ、激しい嘔吐（食事のにおいを嗅いだだけで出現する）に出血傾向〔歯肉出血、下血（胃などからの出血）〕なども加わります。視力低下や眼底出血、痙攣、手や足の神経麻痺・足のイライラ感、不整脈（カリウムの血液中の蓄積による）がみられたり、皮膚の掻痒感や色素沈着（黒黄土色）が現れたり、味覚異常が出現したりします。また、血圧は上昇し（高血圧の出現）、胸部X線や心電図（ECG）検査では、心拡大・胸水の貯留や心肥大が認められ、血液検査では尿毒症性毒素の一つであるBUN/SUN）やクレアチニン、カリウム（不整脈や心停止を招く）が著しい高値を示し、低ナトリウム血症、低カルシウム血症や高リン血症、貧血、アシドーシス（酸血症）も認められます（図1-6）。

　このような症状や病状がひどくなって、通常の生活を送ることがきわめて困難になった状態を尿毒症と言うのです。

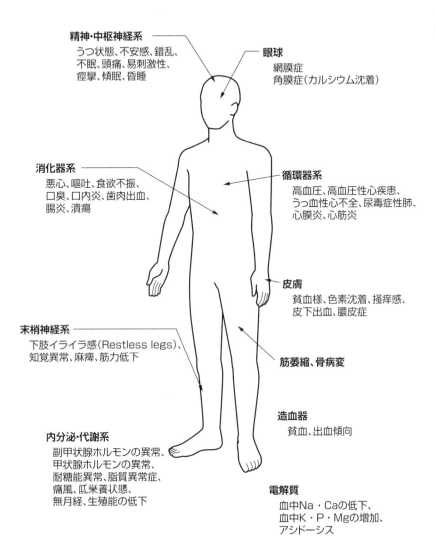

精神・中枢神経系
うつ状態、不安感、錯乱、不眠、頭痛、易刺激性、痙攣、傾眠、昏睡

眼球
網膜症
角膜症(カルシウム沈着)

消化器系
悪心、嘔吐、食欲不振、口臭、口内炎、歯肉出血、腸炎、潰瘍

循環器系
高血圧、高血圧性心疾患、うっ血性心不全、尿毒症性肺、心膜炎、心筋炎

皮膚
貧血様、色素沈着、掻痒感、皮下出血、膿皮症

末梢神経系
下肢イライラ感(Restless legs)、知覚異常、麻痺、筋力低下

筋萎縮、骨病変

造血器
貧血、出血傾向

内分泌・代謝系
副甲状腺ホルモンの異常、甲状腺ホルモンの異常、耐糖能異常、脂質異常症、痛風、低栄養状態、無月経、生殖能の低下

電解質
血中Na・Caの低下、血中K・P・Mgの増加、アシドーシス

図1-6 尿毒症症状

Q6

血液透析とは何ですか？その原理を教えてください

1. 血液透析とは何ですか？

透析療法とは、尿毒症に陥った腎臓の代わりに本来腎臓が排泄すべき体内の尿毒素や過剰な水分、不要な電解質などを取り除き、体が必要とする物質（カルシウム、重炭酸など）を補給する治療法で腎代替療法の一つです。

2. その原理を教えてください

血液透析の基本的な原理は、拡散と限外濾過から成り立っています（図1-7）。拡散とは、溶液Aと溶液Bを半透膜（ごく小さな穴のあいた透析膜）で仕切ると、分子量の小さい物質（ごく小さな穴を通ることができる物質）は濃度の高い溶液から低い溶液に双方の溶液濃度が均一になるまで移動することを言います（溶質除去）。この時、蛋白質などの分子量の大きな物質（半透膜のごく小さな穴より大きい物質）は移動できません。

限外濾過とは、溶液に陰圧または陽圧をかけて物質を移動させることであり、主に水分が移動し小さな物質も一緒に元の濃度のまま移動します（除水）。すなわち半透膜で篩い（ふるい）にかけることです。

実際の血液透析では、図1-8のごとく患者さんから血液を体外に取り出し、半透膜で作られたチューブを数千か1万本束ねて作られたダイアライザー（透析膜）の半透膜チューブ内を通して清浄化してから血液を体内へ戻します。ダイアライザーでは半透膜チューブ内は血液が流れ、チューブの外側にはコンソールと呼ばれる透析装置から透析液が流されて拡散と限外濾過（図1-7）が行われています。

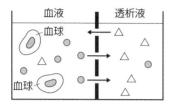

拡散

血液　　　　透析液

血球

血球

● 血中から半透膜の細孔を通じて透析液に
　移動する(除去)溶質
△ 透析液から半透膜に細孔を通じて血中に
　移動する(補充)溶質

限外濾過

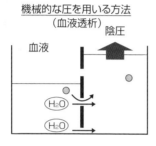

機械的な圧を用いる方法
（血液透析）
陰圧

血液

H_2O

H_2O

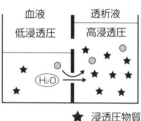

浸透圧を用いる方法
（腹膜透析）

血液　　　　透析液
低浸透圧　　高浸透圧

H_2O

★ 浸透圧物質

図1-7　透析の原理

（参考文献1より）

中空糸ホローファイバー
浄化された血液

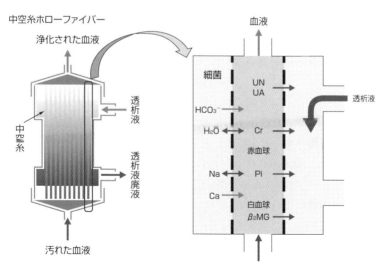

中空糸

透析液

透析液廃液

汚れた血液

血液

細菌

UN
UA

HCO_3^-

H_2O　　Cr

赤血球

Na　　Pi

Ca

白血球
β_2MG

透析液

図1-8　血液透析で溶質交換

（参考文献1より）

Q7

血液透析をすると腎臓病は治るのですか？

　腎臓の働きは別項（第1章Q4）にも述べられているように多岐にわたりますが、血液透析はこれらの働きの一部を人工的に補う治療法です。急性腎不全（急性腎障害）と慢性腎不全に対し血液透析が行われます。

　急性腎不全は原因として、①腎前性（脱水などによる腎血流の低下）、②腎性（尿細管壊死、薬剤性、種々の腎炎などによるもの）、③腎後性（尿路の閉塞によるもの）の要素があります。いずれの原因にせよ一定レベル以上に腎機能が悪化すると透析療法が必要になります。こうした患者さんでは、原因となる病態・疾病の治療により改善する可能性があります。急性腎障害では先ず透析療法を行い、その間に原因疾患を治療することによって腎機能の回復を待ちます。透析療法自体が腎臓病を直接治すという意味とは少し離れますが、間接的に原疾患の治療に役立っていると考えられます。

　一方、慢性腎不全から末期腎不全となり尿毒症症状が出現すると、一定の決められた基準により血液透析を開始します。しかし、この時点では腎臓の働き自体はほとんど廃絶しており、血液透析をすることによって原因となった腎臓病自体が治るということはありません。ただし、透析療法を軌道に乗せることによって、透析開始前（保存期）の原因疾患の多彩な症状を軽減させることは可能です。例えば、1998年から透析療法の原因疾患の第1位となっている糖尿病性腎症（糖尿病性腎臓病）の場合は、大量の蛋白尿を伴うネフローゼ症候群を呈する期間が長く、全身の高度の浮腫（むくみ）や胸水、腹水を合併し、さらに心血管系の動脈硬化（特に、冠動脈硬化症）も進行しているため、容易にうっ血性心不全を起こします。しかし、透析療法の開始によって、水分のコントロールがある程度可能になるため、このような状態を起こす頻度は低下します。また、血糖のコントロールや心不全治療などに用いる薬剤についても、透析を規則正しく行うことによって保存期に比べて使用量の調整も行いやすくなることがあります。その他の例として、膠原病を原疾患とする慢性腎不全の場合があります。代表的

なものとして、ループス腎炎〔全身性エリテマトーデス（SLE）による腎炎〕があげられます。SLEの悪化により腎機能が低下し、発熱や感染症、心不全の合併など多彩な症状を呈して血液透析の開始となることが多いのです。しかし、維持透析が軌道に乗るとSLEそのものの活動性が低下し、副腎皮質ステロイド薬の使用量もかなり減少できることがあります。

★註）糖尿病性腎臓病（diabetic kidney disease: DKD）とは？
　糖尿病性腎症は、糖尿病から微量アルブミン尿、顕性アルブミン尿（蛋白尿）を呈し腎生検で特徴ある所見を示し腎不全に進行する疾患と考えられてきました。近年、糖尿病がその発症・進展に関与すると考えられる慢性腎臓病（chronic kidney disease: CKD）を糖尿病性腎臓病（DKD）と命名され、糖尿病性腎症を包括する概念です。つまり、糖尿病だけではなく加齢や高血圧、脂質異常症などがかかわって進行する疾患群を言います。

Q8

血液透析を始める目安を教えてください。血液透析の原因となった病気でその目安は違うのですか？

1. 血液透析を始める目安を教えてください。

　慢性腎不全の原因疾患は多種多様ですが、これらが悪化していく過程で、水・電解質のアンバランス（不均衡）や血圧の変動、尿毒症性毒素による影響、酸化ストレスなどの増悪因子により、救命のために透析療法が必要となります。透析を始める目安として重要なものは、まず臨床症状と腎機能の程度です。**表1-1**に慢性腎不全透析導入基準を示しますが、1から3項目の合計得点が60点以上を透析導入としています。但し、年少者（10歳未満）、高齢者（65歳以上）、全身性血管合併症のある患者さんには、10点を加算することにしています。

　これらのなかで重要な臨床所見は、以下のようなものがあります。
①**循環器症状**：コントロールの困難な高血圧やうっ血性心不全、心外膜炎

表1-1 慢性腎不全透析療法導入基準

1 臨床症状
　①体液貯留（全身性浮腫、高度の低蛋白血症、肺水腫）
　②体液異常（管理不能な電解質・酸塩基平衡異常）
　③消化器症状（悪心、嘔吐、食欲不振、下痢など）
　④循環器症状（重篤な高血圧、心不全、心膜炎）
　⑤神経症状（中枢・末梢神経障害、精神障害）
　⑥血液異常（高度の貧血症状、出血傾向）
　⑦視力障害（尿毒症性網膜症、糖尿病性網膜症）

　これら①〜⑦小項目のうち3個以上のものを高度（30点）、2個を中等度（20点）、
　1個を軽度（10点）とする。

2 腎機能
　血清クレアチニン（mg/dL）（クレアチニン・クリアランス［mL/分］）　　点数

　　　　　　　　　8以上（10未満）　　　　　　　　　　　　　　　30
　　　　　　　　　5〜8未満（10〜20未満）　　　　　　　　　　　20
　　　　　　　　　3〜5未満（20〜30未満）　　　　　　　　　　　10

3 日常生活障害度
　尿毒症のため起床できないもの　　　　　　　　　　　　　　　　　30
　日常生活が著しく制限されるもの　　　　　　　　　　　　　　　　20
　通勤・通学あるいは家庭内労働が困難　　　　　　　　　　　　　　10

以上3項目の合計が60点以上を透析導入とする。
年少者（10歳未満）、高齢者（65歳以上）、全身性血管障害のあるものについては10
点を加える。

による心嚢液の貯留などは、致命的な状態に陥りやすいです。
②**体液異常**：薬剤でコントロールできない高カリウム血症（6.0 mEg/L以上）、
　代謝性アシドーシス（HCO_3^- 15 mEg/L以下）などがあり、心臓に対す
　る毒性（不整脈、心停止など）が問題になります。
③**消化器症状**：食欲低下、悪心・嘔吐、尿のような口臭（尿臭）などの出
　現頻度はかなり高く、腎不全の早期からみられます。
④**神経症状**：意識障害や痙攣、末梢神経障害など多彩な症状を示します。
⑤**腎性貧血・出血傾向**
　2013年に日本透析医学会で発表された血液透析導入の判断を**図1-9**に示します。

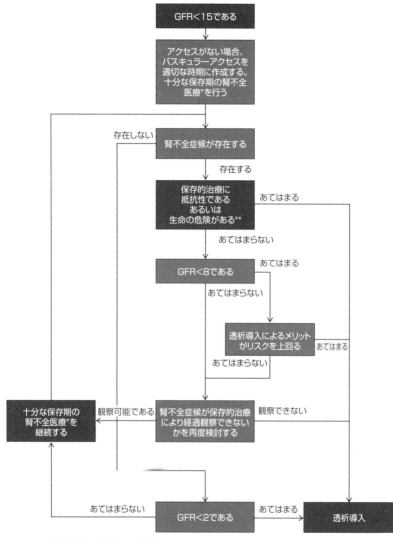

* ：多職種による包括的な医療を指す
** ：高カリウム血症、うっ血性心不全の存在、高度アシドーシス、尿毒症による脳症、心膜炎など

図1-9 血液透析導入の判断

（日本透析医学会雑誌 46 巻 12 号：1138, 2013 より）

2. 血液透析の原因となった病気でその目安は違うのですか？

　以上の症状と腎機能の程度（数値）を考慮して、個々の患者さんの最適な透析開始時期を判断します。透析療法を始める目安は、腎機能の程度を示す数値だけを参考に一律に透析を導入すべきではありません。個々の患者さんの原因疾患や臨床症状により透析開始時期は異なります。例えば、糖尿病性腎臓病（DKD）は原因疾患として最も多いのですが、透析開始の直前まで高度のネフローゼ症候群を呈し、胸・腹水を含む全身の浮腫がみられるうえに、動脈硬化の進展が早いため、前述の循環器症状を早期から合併しています。そのため、通常の基準よりも早く透析を開始せざるを得ない場合がほとんどです。また、全身性エリテマトーデス（SLE）によるループス腎炎やアミロイドーシスによるアミロイド腎などの全身性疾患の場合には、腎臓以外の病変を合併しているため、やはり早期に透析を開始することが多いです。

　患者さんにもよりますが、通常の基準よりも遅く透析治療を開始できることもあります。多発性嚢胞腎や痛風腎、尿細管間質性腎炎など糸球体病変が主体でないものの場合は、腎不全末期まで尿量が比較的保たれていることが多く、少し透析開始を遅らせることができることがあります。しかし、適切な開始時期を逸して合併症により致命的な状態を招くことは、避けなければなりません。

Q9
血液透析を一度始めたら、一生続けるのですか？
途中で透析をやめることはできないのですか？

1. 血液透析を一度始めたら、一生続けるのですか？

　慢性腎不全により血液透析が開始された場合は、一般的には一生続けなければなりません。それは、慢性腎不全での腎機能の低下は不可逆性（元に戻らない状態）であるため、血液透析を中止すれば尿毒症となり命に関

表1-2 急性腎不全の原因

腎前性	心拍出量低下 体液量減少 循環血漿量減少 腎血管狭窄 末梢血管拡張	心筋梗塞、心タンポナーデ、心筋炎ほか 嘔吐、下痢、大量出血、火傷、利尿薬ほか ネフローゼ症候群、肝硬変、急性膵炎ほか 両側腎動脈狭窄、大動脈解離ほか 敗血症、アナフィラキシーほか
腎性	腎血管障害 糸球体障害 急性間質性腎炎 尿細管閉塞 急性尿細管壊死	悪性高血圧、血管炎、膠原病、DICほか 急性糸球体腎炎、急速進行性糸球体腎炎ほか 特発性、薬剤性（抗生剤、NSAIDsほか） 蛋白（ミオグロビン、L鎖）、結晶（尿酸ほか） 腎毒症性物質（重金属、抗生剤、造影剤ほか） 腎虚血（出血、ショック、腎梗塞、ほか）
腎後性	尿路の閉塞	結石、腫瘍、前立腺肥大、後腹膜線維症ほか

わるからです。一方、急性腎不全（急性腎障害）により血液透析療法が開始された場合には、その原疾患が治療されることにより腎不全（機能）が改善し、血液透析を中止できることもあります。しかしながら、その中止が永久的であることもあれば、短期間で終わってしまうこともあります。多臓器不全（multiple organ failure: MOF）を伴った急性腎障害の予後は、不良のため楽観はできません。急性腎不全の原因疾患については、**表1-2**に示します。

　また、慢性腎不全が基礎疾患としてあり、そのうえ急性腎障害（不全）を引き起こすような因子が働いて急性増悪したため透析を開始した場合には、一時的に透析が中止できることもありますが、一般的にはその後継続する維持透析が必要になります。特に糖尿病性腎症（腎臓病）では、感染症や薬剤、肺水腫（うっ血）などで急激に悪化したため血液透析導入となった後、症状の改善により一時期に血液透析を離脱することも経験されます。それは、糖尿病性腎症では腎不全末期まで腎臓の萎縮がみられず、尿量が比較的に保たれることが多いからです。

2. 途中で透析をやめることはできないのですか？

　前述のように、慢性腎不全により血液透析が開始された場合は、一般的には一生続けなければなりません。それは、慢性腎不全での腎機能の低下は不可逆性（元に戻らない状態）であるため、血液透析を中止すれば尿毒

症となり命に関わるからです。一方、維持血液透析移行後に透析をやむを得ず中止せざるを得ないこともあります。重篤な感染症や脳血管障害、心筋梗塞などを契機にMOFに陥り、重篤な状態のため体外循環を行うこと自体がきわめて危険となった場合には、透析施行を断念せざるを得ません。また、患者さんまたは家族の身体的苦痛や精神的苦悩により、維持透析を希望しなくなることもあります。このような透析中止の決定には、家族との話し合いを十分に行ったうえで、医療スタッフとの「共同的意思決定」をすることが必要となります（註参照）。

　では、維持透析になった場合に血液透析をやめることは絶対不可能なのでしょうか？

　血液透析をやめることができる唯一の方法は腎移植です。近年の免疫抑制薬の進歩によりその生着率は年々向上しています。ところが、ご存知のようにわが国では臓器提供者（ドナー）が患者数に比較して不十分であるため、透析を続けていかなければならない透析患者さんが多いのです。脳死患者さんからの移植も可能になりましたが、まだまだ十分とは言えません。腎移植後の拒絶反応が抑えられないときには、透析療法を再導入せざるを得ないこともあります。献腎移植を希望する場合には、患者さん本人が移植術を希望する病院を受診し、移植医の診察を経て申し込みを行う必要があります（**図1-10**）。

★註）透析の見合わせについて

　2019年、44歳の女性透析患者さんが透析を見合わせるという意思表示をしたことに関する報道があり、患者さん・家族と透析医療者はどうすればいいのか一時期盛んに議論されました。患者さんや家族から「透析を見合わせたい」と書類や口頭で言われたときには、透析見合わせについて議論することになります。また逆に、1）透析を行うことが、かえって生命に危険である（多臓器不全や持続する管理不能の低血圧などによる）、2）透析を安全に行うことができない（透析のたびに身体の抑制や薬物による鎮静が必要であるなどによる）、3）完治できない悪性腫瘍を合併し死が確実に迫っている（終末期にある）などでは、透析医療者側から透析見合わせを提案できるとされています。患者さん・家族と医療チームが何度も十分に話し合ったうえで、見合わせる意思を確認する「透析の見合わせに関する確認書」をいただくこと、しかしいつでもその確認書を撤回できることを十分に説明し「透析の見合わせに関する撤回書」を準備していただくようになっています。日本透析医学会では、「透析の開始と継続に関する意思決定プロセスについての提言」を発表しました（2020年4月）。

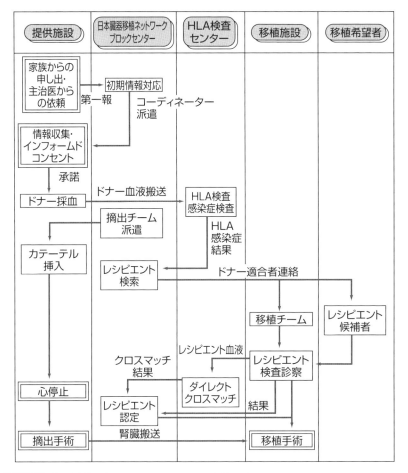

図1-10　ネットワークシステムにおける腎移植の流れ

臓器の提供者が現れてから移植に至るまで

Q10

透析を始めるにあたって身体障害者申請が必要だと聞きました。その手続きを教えてください

　透析療法は治療費が非常に高いので、医療助成制度を有効に活用することをお勧めします。その一つに身体障害者手帳があり、維持透析療法を受けている患者さんは身体障害者として認定されます。身体障害者手帳は、身体障害者福祉法に定められた障害のあるものに交付されるもので、腎機能障害の程度により1級、3級、4級に区分されています（**表1-3**）。透析の対象になる人は申請により通常1級を取得することができます。1級身障者手帳の交付を受ければ、重度心身障害者医療助成制度の利用により治療費の負担はほぼなくなります。また、ホームヘルパーの派遣や公共交通機関の割引、手当金の支給、税金の控除など社会生活上の福祉サービスを利用できます。

　手帳の交付手続き方法について**図1-11**に示します。身体障害者福祉法の規定により指定された医師の診断書・意見書（じん臓機能障害用）を作成してもらい、居住地を管轄する福祉事務所に顔写真（タテ4cm×ヨコ 3cm）、印鑑を持参すれば、都道府県知事に身障者手帳の交付申請をすることができます。障害の程度が認められた場合には、申請後およそ1～2ヵ月で交付されます。18歳以上で身体障害者手帳をもっていれば、指定医療機関において健康保険の自己負担額と食事療養費の一部、あるいは全額が助成される更生医療が受けられます。但し、助成額は前年度の所得に応じて決定され、手術前の申請が必要とされます。なお、18歳未満の児童については育成医療となります。そのほかの医療助成として、慢性腎不全のために人工透析を行っている患者さんが「特定疾病療養受療証」を取得すれば、長期高額疾病として医療費は健康保険の自己負担額が1ヵ月1万円までとなります。入院と外来は別々の負担となり、食事療養費と室料などの自費分は対象外です。手続き先は健康保険によって異なり、国民健康保険では各市町村の国民健康保険課、政府管掌健康保険では社会保険事務所および組合健康保

表1-3 じん臓機能障害の新たな具体的な認定基準

じん臓機能障害		
1級	内因性クレアチニンクリアランス値が10 mL/分未満、又は血清クレアチニン濃度が8.0 mg/dL以上であって、 かつ、自己の身辺の日常生活活動が著しく制限されるか、又は血液浄化を目的とした治療を必要とするもの若しくは極めて近い将来に治療が必要となるものをいう。	
2級		
3級	内因性クレアチニンクリアランス値が10 mL/分以上、20 mL/分未満、又は血清クレアチニン濃度が5.0 mg/dL以上、8.0 mg/dL未満であって、 かつ、家庭内での極めて温和な日常生活活動には支障はないが、その以上の活動は著しく制限されるか、又は次のいずれか2つ以上の所見があるものをいう。	【臨床所見】 a じん不全に基づく末梢神経症 b じん不全に基づく消化器症状 c 水分電解質異常 d じん不全に基づく精神異常 e エックス線写真所見における骨異栄養症 f じん性貧血 g 代謝性アシドーシス h 重篤な高血圧症 i じん疾患に直接関連するその他の症状
4級	内因性クレアチニンクリアランス値が20 mL/分以上、30 mL/分未満、又は血清クレアチニン濃度が3.0 mg/dL以上、5.0 mg/dL未満であって、 かつ、家庭内での普通の日常生活活動若しくは社会での極めて温和な日常生活活動には支障はないが、それ以上の活動は著しく制限されるか、又は次のいずれか2つ以上の所見のあるものをいう。	

【その他の留意事項】
○eGFR（推算糸球体濾過量）が記載されていれば、血清クレアチニンの異常に替えて、eGFR（単位はmL/分/1.73 m²）が10以上20未満のときは4級、10未満のときは3級と取り扱うことも可能とする。
○じん移植を行ったものは、抗免疫療法の継続を要する期間は、これを実施しないと再びじん機能の廃絶の危険性があるため、抗免疫療法を実施しないと仮定した状態を想定し、1級として認定することが適当である。

ご不明な点、その他の詳細については、自治体の担当窓口までお問い合わせください。
（厚生労働省ホームページより）

　険ではそれぞれの健康保険組合です。さらに、東京都内に住所がある場合、特定疾患・難病医療費公費負担制度により上記制度の自己負担額1万円が助成されますが、保健所で手続きが必要です。また、障害年金に加入され

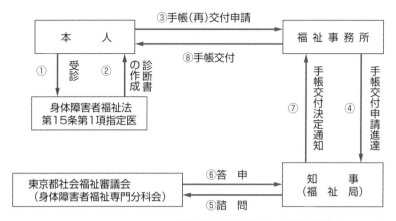

図1-11 身体障害者手帳の交付手続きの流れ（東京都）

ている患者さんでは、初診日から1年6ヵ月を経過した日あるいは人工透析開始から3ヵ月が経過した日が障害認定日となり、障害年金を申請できることがあります。国民年金では各市町村の国民年金課、厚生年金では社会保険事務所、共済年金ではそれぞれの共済組合で手続きをします。

　最近では、日常生活や通院に介護を要する状態になった65歳以上の患者さんあるいは40歳以上の糖尿病性腎症の患者さんは、各市町村に介護保険を申請して調査・判定を受けることで各種介護サービスを利用することができます。

　このように、透析療法を受けている患者さんに対して経済的負担や生活障害を改善するため各種制度が整備されていますので、医療福祉相談室や医療ソーシャルワーカー（MSW）に相談されることをお勧めします。

2章

血液透析装置と
シャント（バスキュラーアクセス）

Q11

血液透析の装置とそれぞれの役目を教えてください

　通常使用されている血液透析装置は、1）一定の透析条件（透析液濃度組成）で透析液が供給され血液透析を実施するタイプ（ベッドサイドコンソール、透析用監視装置と言われるもの）と、2）透析液を独自に作成して処方透析が行える個人用血液透析装置（いわゆる個人用透析装置）の2種類に分けることができます。しかし、透析室勤務の看護師として熟知していなければならない基本的な構造は、両装置ともにはほとんど同じです。

　ここでは、一般的な透析用監視装置に装備されている項目について解説しますが、コンソールの構成を血液回路（体外循環）系と透析液（循環）系とに分けて考えると理解しやすいです。

1．血液回路系

①**血液ポンプ**：血液ポンプは、シャント（バスキュラーアクセス）から血液を取り出す役割をしています。コンソールに使用されているものは、ローラーポンプと呼ばれるタイプのものです。透析では、毎分100～300 mLの血液が患者さんから取り出されています。患者さんの状態（体格や血圧、除水量など）によって変化させます。

②**ヘパリンポンプ**：体外に取り出された血液は、異物（血液回路など）に触れると凝固してしまいますので、凝固を防ぐためにヘパリン（ヘパリンカルシウム：血液体外循環時における灌流血液の凝固防止）やフサン（ナファモスタットメシル酸塩：出血性病変または、出血傾向のある患者さん）などの抗凝固薬を使用します。ヘパリンポンプは、抗凝固薬を持続的に血液回路内に注入する働きをしています（病棟で使用するシリンジポンプと同じ仕組みです）。通常は、患者さん個人個人によって抗凝固薬の使用量が異なるため注入速度を変化させますが、施設によっては抗凝固薬の濃度を変化させて注入速度を一定にしているところもあります。

③**血液系モニター**：安全に透析を行うために、血液がスムーズに流れてい

るかどうかを監視するためのモニターがあります。

(1) **動脈圧**：体外に取り出された血液がダイアライザー（透析器）の入り口にかかる圧をモニターしています。

(2) **静脈圧**：ダイアライザーを通過した血液が体内に戻る圧をモニターしています。シャントからの脱血不良や動脈側の回路の折れ曲がりなどがあると静脈圧は低下し、静脈側の回路の折れ曲がりや返血側の針先の凝固や漏れなどがあると静脈圧は上昇します。どちらの場合にも、設定範囲を逸脱すると警報と同時に血液ポンプが停止します。

(3) **気泡検出器**：患者さんの体内に空気の誤入を防ぐためのモニターです。血液回路内に気泡が発生したときには警報を鳴らし、同時に血液ポンプが停止し静脈回路クランプを作動させて回路を遮断します。

2. 透析液系

①**透析液流量計**：ダイアライザーに一定の透析液を流す働きがあります。通常は、毎分500 mLの透析液を持続的に流入させます。透析中に設定を変えることはありません。

②**透析液温度**：透析液を患者さんの体温と同じ温度に加温し、その温度を表示しています。患者さんの状態（血圧やかゆみなど）によって1〜2℃程度設定を変えることがあります。コンソール内で透析液が異常な高温（41℃以上）になった場合にも警報を発し、運転が停止するようになっています。

③**透析液圧**：透析液系の圧力は、血液系の圧力とダイアライザーの性能、除水量により規定されてしまいます。透析液圧にも上限と下限の警報設定が備わっています。たいていの場合この警報が鳴るときは、静脈系の圧力の変化と連動しています。透析液圧だけの変化が起こる場合には、ダイアライザーの凝固や濃縮、除水制御の異常が考えられます。

④**漏血検出器**：ダイアライザーの損傷や繊維の断裂により、透析液側に血液が漏れ出すこと（リーク）がある場合には、この血液を検知して警報を鳴らします。

⑤**除水関連モニター**：透析では、患者さんの体内に蓄積した過剰な水分を取り除くという作業を行っています。

(1) **目標除水量**：1回の透析治療で取り除こうとする過剰水分の目標量を

表示します（ℓ表示）。通常『目標除水量＝体重除去量＋透析中の飲食＋プライミング・返血量・補液量−不感蒸泄量』で計算されます。

（2）**時間除水量**：1時間当たりの除水量を表示します（ℓ/hr）。総除水量÷透析時間で計算されています。患者さんの状態により、計画除水（例えば、最初の2時間の除水を多めに設定し、後半2時間の除水は少なめに設定するなど）を行うこともあるため、透析中に変化させることがあります。

（3）**除水総量**：透析開始から現在までに除去した水分量を表示しています。

（4）**除水完了**：積算した除水量が目標に達するとブザーや音楽などで警告を発します。除水が完了すると自動的に除水速度がゼロになり、それ以上の除水が行われないようになっています。

（5）**除水量自動計算**：目標除水量と透析時間から時間除水量を計算する機能です。

（6）**プログラム除水**：あらかじめ、患者さんの状態に合わせて除水のパターンを設定する計画除水（プログラム除水）機能のことです。

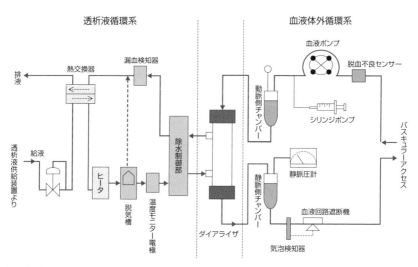

図2-1 患者監視装置の概要

（参考文献2より）

(7) **その他（表示灯）**：コンソールの運転状況〔準備中、透析運転中、限外濾過（extra-corporeal filtration method: ECUM）中、除水完了、返血中など〕を3～4色に色分けされたランプで表示し、遠くからでも判断できるようになっています。

#各々の表示方法などは機種により異なりますが、どの透析監視装置も同じような構成になっています。

Q12

ダイアライザーというのは何ですか？　どうしてあんなに種類が多いのですか？　また、どのようにして選ぶのですか？

1. ダイアライザーというのは何ですか？

　ダイアライザー（透析器）とは、透析膜を介して血液と透析液が接触して血液浄化が行われる部分であり、人工腎臓として透析治療の要（かなめ）です。透析室にある大きな機器は実は人工腎臓そのものではなく透析監視装置と呼ばれ、ダイアライザーは筒型や箱形をしたかなり小さなものです。日本では完全に使い捨てですが、経済的な理由から諸外国（発展途上国など）では少なからず再使用しています。透析膜が破れるまで再使用されることが多く、消毒薬の残留やダイアライザーの性能低下も心配され、これらが生存率低下の一因とも指摘されています。

　ダイアライザーは、モジュール形状と膜素材により特徴づけられます。ダイアライザーのモジュール形状は、コイル型・積層型・中空糸型が臨床に供されてきましたが、コイル型は充填血液容量が多く、リークなどに問題があるため現在は市販されていません。また、積層型はごく一部で使用されているのみであり、現在では透析効率や操作性に優れた中空糸型が主流になっています。ダイアライザーの膜素材は、透析効率を支配するだけでなく、生体適合性や抗凝固性などダイアライザーを特徴づける重要なものです。透析膜を素材で大別すると、セルロース系膜と合成高分子系膜が

あります。セルロース系膜は植物繊維を用いた膜で、合成高分子系膜は石油系原料から合成された膜を総称しています。

2. どうしてあんなに種類が多いのですか？

　現在使用できるダイアライザーの種類は、透析効率や生体適合性などの観点からさまざまな工夫を凝らして開発されてきたため、多くの種類が存在しています。これまで再生セルロース膜が使われることが多かったのですが、大きな物質の除去あるいは生体適合性などの点で、わが国では合成高分子膜を用いたハイパフォーマンス・メンブレン（高性能膜）の使用が主流になってきました。**表2-1**に血液浄化器（中空糸型）の機能分類と性能基準（2013年）を示しました。

3. また、どのようにして選ぶのですか？

　ダイアライザーを選択する際の基本的な考え方を以下に示します。

①**透析導入時患者さん**：導入初期は高効率のダイアライザーの性能をフルに活用すると、患者さんに不均衡症候群を出現させる危険があります。したがって、一般成人では0.8〜1.0 m²のダイアライザーを選択し、3時間程度の短時間、100 mL/minの低血流量のマイルドな透析を行います。

②**小児患者（低体重患者）さん**：小児の体液量は成人より少なく、ダイアライザーの溶質除去性能も低いものでよいです。また、体外循環血液量を極力抑えるため、プライミングボリュームの少ないダイアライザーを選択し、血液流量で透析効率を調整します。

③**高齢者、心血管系合併症患者さん**：過度の除水速度による循環血漿量の低下に起因する低血圧ショックを避けるため、0.8〜1.0 m²のダイアライザーを選択し血液流量で透析効率を調整します。

④**易出血性患者さん**：出血傾向を有する患者さんに対しては、フサンやフラグミン（低分子ヘパリン）などの抗凝固法が変更されることが多いのですが、ダイアライザーの選択においては抗凝固性に優れたものがベターです。

⑤**溢水患者さん**：溢水状態にある患者さんの最も効果的な治療法は限外濾過法（extra-corporeal ultrafiltration: ECUM）です。ダイアライザーの選択においては、ハイパフォーマンス・メンブレンのものはアルブミン

表2-1 血液浄化器（中空糸型）の機能分類と性能基準（2013年）

治療法	HD					HDF		HF
血液浄化器	血液透析器[1]					血液濾過透析器[2]		血液濾過器
	I型		II型		S型	後希釈用	前希釈用	
	I-a（蛋白非透過/低透過型）	I-b（蛋白透過型）	II-a（蛋白非透過/低透過型）	II-b（蛋白透過型）	（特別な機能を持つもの）			
測定条件 膜面積 A (m²)			1.5			2.0	2.0	2.0
血流量 QB (mL/min)			200±4			250±5	250±5	250±5
希釈後 QB (mL/min)			—			—	490±10	—
透析液流量 QD (mL/min)			500±15			500±5	600±18	—
流入 QD (mL/min)			—			—	360±11	—
濾過液量 QF または補充液流量 Qs (mL/min)			15±1 (10±1 mL/min/m²)			60±2 (30±1 mL/min/m²)	240±4 (120±2 mL/min/m²)	60±2 (30±1 mL/min/m²)
性能条件[*1] 尿素クリアランス (mL/min)	125≦		185≦		125≦	200≦	180*²≦	55≦
β_2-MGクリアランス (mL/min)	<70		70≦		0≦	200≦	70*²≦	35≦
アルブミンふるい係数 SC	<0.03	0.03≦	<0.03	0.03≦	—			—
透析液または補充液水質基準	超純粋透析液水質基準					濾過型人工腎臓用補充液またはオンライン透析液水質基準		濾過型人工腎臓用補充液またはオンライン透析液水質基準
特徴[*3]	小分子から中分子（含むβ2-MG）溶質の除去を主目的とする	小分子から大分子までフロードな溶質の除去を主目的とする	小分子から中分子（含むβ2-MG）溶質の積極的除去を主目的とする	大分子（含むα1-MG）溶質の除去を主目的とする	特別な機能[*4]：生体適合性に優れる、吸着によって溶質除去できる、抗炎症、抗酸化性を有するなど	核酸と濾過を積極的に利用し、小分子から大分子にわたる溶質の除去を目的とする[*5]		濾過型人工腎臓に利用し、中・大分子溶質の除去を主目的とする

1) それぞれの血液透析器は I型 / II型 / S型のいずれか1つの型として使用されなければならない。
2) それぞれの血液濾過透析器は、後希釈用もしくは前希釈用のどちらか片用の性能基準を満たさねばならない。基準を満たした上で、膜を介して濾過・補充を断続的に行う「間歇補充用」にも使用可能である。
*2 性能基準値については、表中膜面積の値とする。他の面積では、勘案して読み替えるものとする。（その際、測定条件も適宜変更する）。
*2 希釈補正後の値
*3 特徴については、あくまでも1つの目安を示すもので厳格に分類されるものではない。
*4 特別な機能については、別途それぞれ評価するものとする。
*5 内部濾過促進型は各種あるが、血液透析器に分類する（血液透析器に含める）。

治療あたりのアルブミン喪失量の設定は、低アルブミン血症をきたさぬよう十分配慮すべきである。（中空糸型）の機能分類 2013。透析会誌 46: 501-506, 2013 より一部改変）

（川西秀樹）

の漏出に注意すべきです。

Q13
患者さんの腕にシャントがありますが、シャントはなぜ必要なのですか？

　健康な人の腎臓は、1日24時間、週7日（総計168時間／週＝24時間／日×7日／週）働いて尿毒症性毒素や過剰な水分を除去しています。しかし、重度の末期腎不全患者さんの腎臓はその機能が著しく低下していて除去が十分にできないなので、その不足分を補うために患者さんは血液透析を受けなければなりません。通常、血液透析は1回3〜4時間で週3回（総計9〜12時間／週＝3〜4時間／回×3回／週）という短い時間で老廃物（尿毒症性毒素）や過剰な水分を除去しなければならないので、血液透析を施行する際には1分間に200 mL前後とかなりの量の血液をダイアライザー（透析器）に通すことが必要です。しかし、通常採血するときのように静脈から血液を採取しようとしても静脈は血流量が少ないため、透析に十分な血液量を確保することができません。また、血流量があるからといって、穿刺が困難で止血にも時間がかかる動脈を透析する度に刺すわけにもいきません。そこで、体表にあって穿刺が容易な皮静脈を血流量が豊富な透析穿刺用の血管に替えること、すなわち「シャント血管」を作る必要があります。

　シャント血管は主に利き腕でない前腕（手首に近い部位）の動脈と皮静脈（皮膚直下の静脈）とを直接つなぎ合わせて作られます（図2-2）。以前は体の外に作る外シャントと体内（皮下）に作る内シャントがありましたが、現在はほとんどが内シャントです。この手術によって動脈を流れる大量の血液が皮静脈内に流入し、血流量が豊富な透析穿刺用の血管ができるのです。シャント血管は、手術直後はまだ血流が不十分なため使うことはできませんが、血管が発達して（太くなって）透析に必要な毎分200 mL程度の血流量が保たれるようになる2週間前後たてば穿刺が可能となります。但し、ふ

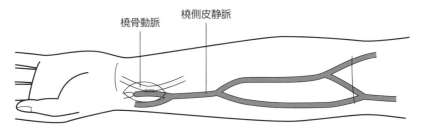

橈骨動脈　　橈側皮静脈

図2-2 標準一次内シャント

つうは流れることのない動脈血が静脈内に大量に流れ込むので心臓に負担がかかり、特に心機能が低下している患者さんでは心不全を発症することがあります。また、シャント血管を圧迫する（ハンドバッグを腕に掛ける、腕時計をする、頬杖をついて長時間肘を曲げたままにするなど）ことで閉塞することもあるので、シャントができたからといってその管理を怠ると再手術ということにもなりかねません。

　以上のように、シャント血管は透析には必須なので、その管理法（Q18を参照）を患者さんによく説明してあげてください。

Q14
シャントの作り方を教えてください

　シャントとは、自己血管または人工血管を用いて動脈と静脈をつなぎ合わせ動静脈瘻（短絡）を作製することです。シャント作製部位は上・下肢ともに可能ですが、基本的には上肢の末梢側で初回シャントを作製し、2度目以降は徐々に中枢側に作製します。下肢のシャントは止血に時間がかかるなど使いづらく、皮膚壊死などの合併症も多いため、積極的には行われません。

　シャントの作製には、まず上肢での動・静脈の特徴を把握します。動脈

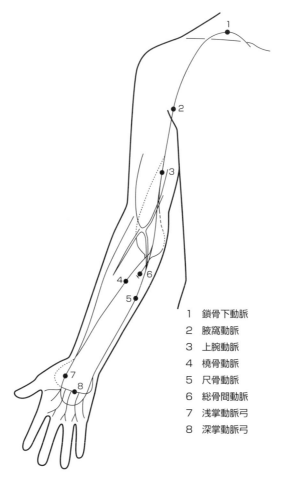

1 鎖骨下動脈
2 腋窩動脈
3 上腕動脈
4 橈骨動脈
5 尺骨動脈
6 総骨間動脈
7 浅掌動脈弓
8 深掌動脈弓

図2-3 上肢の動脈の走行モデル図

は筋膜下にあるため筋膜の切開が必要であり、主に橈骨動脈と上腕動脈が使われます（**図2-3**）。また静脈は、橈側皮静脈や肘で橈側皮静脈と尺側皮静脈とをつなぐ正中皮静脈などの表在静脈がシャントを作りやすいため、主に使用されています。

　麻酔は通常局所麻酔が用いられますが、手術創が大きくなる場合などには、神経ブロックが行われます。皮膚切開は、手術がしやすい位置で行うこと

が原則ですが、できる限り皮膚割線に沿って切開を加えます。四肢では、手首のしわなどでわかるように、割線は横方向です。動・静脈は慎重に血管が突っ張らない程度、言い換えれば吻合時の動脈と静脈がなだらかなXの字を書けるように、ゆとりをもって剥離を行います。動脈と静脈の吻合口の大きさは手首寄りで通常6.0～7.0 mmです。吻合方法は側側吻合、端側吻合、端端吻合のいずれでもよく、術者の経験や患者さんの状態で決めます。通常は側側吻合を行った後、末梢側の静脈を結紮して機能的端側吻合となるようにすることが多いです（**図2-4**）。

　皮膚縫合ですが、シャントした血管が皮膚縫合により位置がずれて血管が折れ曲がったり引きつったりしないように（シャントの再建術時に多い)、また局所の阻血部位ができないように皮膚縫合糸のかけ方などを慎重に行います。抜糸は患者さんの浮腫や栄養状態などを考え、1～2週間のうちに行うのが通常です。

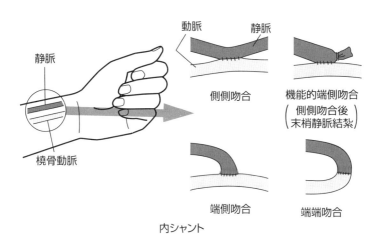

図2-4 内シャントのモデル図

Q15

穿刺する針の方向はどのようにして決めるのですか？
また、針はどのような基準で使うのですか？

1. 穿刺する針の方向はどのようにして決めるのですか？

　手術によって作製された内シャントの血流は、図2-5のように動脈から毛
細血管を介することなく直接吻合された静脈に流れます。血液透析におい
ては、血管からポンプによって脱血するライン（流出側：動脈側）とダイ
アライザーを通過し透析された血液を血管に返血するライン（返血側：静
脈側）の2つのラインが必要なため、一般に穿刺は1回の透析で2本使われ
ます。原則として、動脈側は血流に向かう方向に穿刺し、200 mL/min以上
の血流がスムーズに取れるようにします。一方、静脈側は、ダイアライザー
の膜圧のモニター（限外濾過量に影響）に障害をきたさず再循環率の低い
部位と方向が必要であり、内シャントの流れに沿った方向で、かつ動脈側
穿刺部位から十分に離れている部位（8 cm以上）か異なる流れの部位を穿
刺することが望まれます。しかしながら、図2-5のように内シャントの血液
の流れは、必ずしも通常の指先（末梢側）から心臓方向（中枢側）でない
ため、血液の流れを確認し穿刺を行うことが必要です。また、十分な穿刺
間隔をもって静脈側を設定しても、内シャントの狭窄が存在する場合には、
再循環率の上昇となり見かけ上の透析効率となるため、患者さんの臨床症
状と透析効率の矛盾を感じたときは、速やかに透析終了時の採血を内シャ

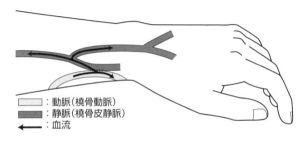

　：動脈（橈骨動脈）
　：静脈（橈骨皮静脈）
←　：血流

図2-5 内シャント血流の流れ

ントの対側肢から行って実際の透析効率を評価し、問題のある場合は穿刺位置の変更や血管造影による狭窄部位の評価などを行う必要があります。

2. また、針はどのような基準で使うのですか？

穿刺針にはカニューラ針、翼状針、クランプ針などがあり、原則として透析可能なできるだけ細い針を使用します。静脈側の針は先端に孔のあるものですが、動脈側は十分な血流が効率よく得られるように先端孔のほかに側孔が付いています。翼状針は金属針ですが、その長さが短く血管内腔の障害が少ない特徴がありますが、屈曲部への穿刺や体動の激しい患者さんへの使用においては、金属針が血管を穿通し血腫を作る可能性があります。クランプ針は、軟性素材からなる外筒と金属製の内筒からなり、穿刺時クランプ針が血管に入ったことが確認されたら、外筒を残し回路と接続して固定します。軟性素材の針であるため留置中の血管への損傷の可能性が低いという利点がありますが、軟性針の長さが4 cm程度あり十分な長さの穿刺血管が必要であるとともに翼状針のような固定部分がないため、テープによる十分な固定が必要です。

Q16

シャントのところに針を刺されるとき、"とても痛い"と言われる患者さんがいらっしゃいます。どうすればよいのですか？

シャント血管に針を刺されるときの痛み、いわゆる「穿刺痛」は患者さんにとっては辛く深刻な問題です。大部分の患者さんはシャントの穿刺がなければ透析はもっとよいものと思っており、そのことは穿刺前後における患者さんの表情からもうかがい知ることができます。患者さんによっては毎回の穿刺に苦痛を訴え、極度の不安と緊張から一過性の精神症状を認めることもあります。毎回の穿刺痛がいやで、早く腎移植を受けたいと訴

えている患者さんもおられます。また、痛みは第三者には定量的に判断することが困難なこともあり、その対処にはどこの透析施設でも少なからず苦慮していると思われます。

　穿刺痛に対しては毎透析時、シャント血管の穿刺する部位を変えることが大切です。患者さんの希望や穿刺者の都合で穿刺しやすい場所を繰り返し穿刺すると、さらなる穿刺痛の原因となったり、シャント感染を誘発することもあるので注意が必要です。シャント感染が認められる場合は穿刺痛も強く、シャント感染も増悪することがあるため、なるべく感染部位から遠く離れたところを穿刺します。穿刺針を細い針のものに変更したり、針の種類を変更したり、針を血管内に浅く留置するなどの工夫も必要です。あらかじめ穿刺する部位に局所麻酔薬のスプレー（キシロカイン®スプレー：リドカイン塩酸塩）を散布したり、局所麻酔テープ（ペンレス®：リドカイン）を貼っておく方法も効果がありますが、穿刺する部位が決まってしまうので使用には注意が必要です。また、何度も透析をしているうちに痛みの少ない血管や部位を患者さん自身が自覚していることも多いので、患者さんの意見に耳を傾けることも大切でしょう。もちろん、シャントの穿刺に失敗し再穿刺となれば患者さんは再び穿刺の苦痛を受けることになるので、確実な穿刺を心がけることは言うまでもありません。

Q17
シャントの音が変わってきたときは、どうすればよいのですか？　また、スリルとは何ですか？

1．シャントの音が変わってきたときはどうすればよいのですか？

　シャント（内シャント）とは、動脈と静脈を吻合し静脈に透析用の十分な血流量を確保するために造設されたものです。通常の動脈や静脈では血液が流れる音は聴取されませんが、シャントを作製した部位では、動脈から静脈に血液が流れ込む音が聴取できます。この音をシャント音と呼びます。

シャント音は、通常は動静脈の吻合部で最も大きな音がし、その部位より中枢側に向かって小さくなります。シャント音は心拍に同調しており、低調で規則的に強い音から弱い音へ変化し、「ザーッ、ザーッ、ザーッ」と聞こえます。動静脈の吻合部周辺や静脈に狭窄が存在すると「ザッ、ザッ、ザッ」と音が短く聞こえたり、「ヒュー、ヒュー、ヒュー」と高調な音に変化します。急性閉塞が起きたときには、シャント音が消失します。

　透析中にみられる低血圧でシャント閉塞を起こすこともあるので、血圧の低下には十分に気をつけてください。降圧薬の調整による血圧の安定化も重要です。また過度の除水やエリスロポエチン（ESA製剤）の過剰投与により急激にヘマトクリット値が上昇し、血栓を形成することがあるので、ドライウェイト（DW）の設定とエリスロポエチン投与量の調節はこまめに行う必要があります。近年は、透析導入患者さんの高齢化および糖尿病性腎症の患者さんが増加しており、静脈の狭小化や動脈硬化のため、シャント狭窄・血栓形成によるシャント不全の頻度が増加しています。全身性エリテマトーデス（SLE）やその他の血管炎を基礎疾患にもつ患者さんでは、副腎皮質ステロイド薬の影響（過凝固になりやすい）もあり血栓形成傾向がみられます。血栓ができた場合でも、小さい血栓ならマッサージで除去することが可能です。マッサージを行うときに重要なことは、絶対に血栓を動脈側に飛ばさないことです。またウロキナーゼ（血栓溶解薬）の投与が有効なこともあります。血栓の予防には、抗血小板薬（ペルサンチン、コメリアンなど）の投与も有効です。

　長期間の使用によるシャントの合併症の一つに、シャント狭窄があります。シャント狭窄のため十分な血流量が得られないと、透析効率が悪くなり透析不足となります。シャント狭窄の原因は、①穿刺部位にできた血栓が器質化する、②シャント血流の乱流が内膜肥厚を引き起こす、③手術の瘢痕による、④血腫による圧迫によるなどがあげられます。このようにシャント狭窄をきたす要因はさまざまで、長期間の使用によるシャント狭窄を予防することは困難です。

　シャント狭窄に対する治療方法を決定するためにシャント造影を行います。狭窄や閉塞部が短いときにはPTA（percutaneous trans-luminal angioplasty；経皮的血管形成術）を行います。この方法は、狭窄部から4〜5 cm離れた血

管にガイドワイヤーを用いてシース（血管確保用の短いカテーテル）を挿
入し、シースから先端にバルーン（風船）が付いたカテーテルを血管内に
進め、狭窄部位でバルーンを広げて血管を拡張する方法です。PTAの長所は、
患者さんへの侵襲が少なく外来での施行も可能であること、再狭窄が起き
ても何回も繰り返し処置できることです。しかし、バルーンカテーテルが
高額なことが欠点です。PTAの合併症としては、治療部位からの出血や皮
下出血、術後感染症などがあります。近年、狭窄部位にステントを留置す
る方法も取り入れられていますが、PTAよりさらに高額な医療費がかかり
ます。PTAでシャント血流が十分に得られない場合、狭窄や閉塞部位が長
い場合、または狭窄・閉塞部位が多発している場合には、シャント再建手
術を行います。シャント造設手術に関しては、Q14を参照してください。

2. また、スリルとは何ですか？

　スリルとは、血管壁の薄い静脈に動脈からの血液が流れ込んで、静脈壁
が振動する現象のことです。シャント部からシャント血管に沿って、スリ
ルを触れることができます。表在静脈が深部静脈に合流するとスリルは触
れなくなります。スリルの減弱は、シャント音の変化と同様にシャント狭窄・
閉塞の症状の一つです。

> ★註）経皮的血管形成術（percutaneous trans-luminal angioplasty: PTA）とは？
> PTAには、バルーンカテーテルを用いて自己血管内シャント（AVF）や内シャント
> 血管（AVG）の狭窄部位を拡張する血管形成術があります。

Q18
穿刺困難時にはどのように対応したらよいのですか？

　血液透析に携わっている透析スタッフは誰でも、シャントの穿刺に難渋
したという経験はあると思います。特に初めての患者さんの穿刺に失敗す

ると、以後ずっと気まずい思いをしながら接していかなくてはならないこともよくあります。患者さんとの信頼関係を損なうことがないように対策を講じるということは透析スタッフにとって非常に重要なことですが、即効性のある解決方法はありません。すなわち、シャント穿刺技術の上達に"王道"というものは存在しないのです。知識に基づいた経験とシャントに対する十分な配慮によって上達し得るものです。では、そのためにどうしたらよいかということを解説します。

1. シャント管理：最も重要なことは、シャントを長く良好な状態に維持するということです。そのためには作製時からのケアが重要です。繰り返し同部位を穿刺するということは、痛みも少ないため患者さんからしばしば望まれることですが、その弊害をよく説明し納得してもらうことも重要です。

2. 透析スタッフの教育：シャント穿刺技術向上のため、いくつかの施設で合理的な教育システムが試みられています。日常の業務が忙しいため、教育まで十分に手が回りにくいというのが現場の声であるとは思います。しかし、長期的な視野に立って考えた場合、教育システムの構築は非常に有益なものです。複数の施設で試みられていますが、ここでは三國らが行っている、患者別穿刺難易度評価法を利用した教育システムを紹介します（三國三寿恵：シャント穿刺技術向上を目指したスタッフ教育の工夫. 透析ケア 9: 86-91, 2003）。
①まず個々の患者別にシャント血管の評価を行いその評価表を作成します。
②評価表をもとにスコア化し、難易度を4～5段階に設定します。
③経験の浅いスタッフは熟練スタッフの指導のもと、難易度の低いシャントをもつ患者さんの穿刺から開始します。
④徐々にステップアップを図り、最終的にはスタッフ全員が高難度のシャントの穿刺が可能になるように修錬します。
　このシステムの導入前後でどの程度技術が上がったか、あるいは穿刺の失敗が減ったかという統計上の比較検討はなされていませんが、比較的若年あるいは経験の浅い透析スタッフが多い施設では、このように段階を追って穿刺を習熟するシステムを構築することは有用と思います。

3．患者さんへの啓発：ほとんどの透析患者さんは内シャントの重要性、すなわちそれが自分の命綱であるということは理解しています。しかし、シャントの穿刺については透析スタッフ側の問題であると考えている方も少なくありません。もちろんスタッフの技術向上が重要であることは言うまでもありませんが、同時に患者さんにも協力してもらう必要があります。体重管理や透析前後のシャント管理、あるいはシャント肢の運動などを行ってもらい、"刺しやすいシャント"を維持してもらうことも大切です。お互いの信頼関係を良好にするためにも、患者さんとのミーティングなどを行って意見交換を試みましょう。

4．穿刺の実際：シャントを穿刺するうえで最も重要なことは、良い部位を探し、それを最適な条件下で穿刺するということです。駆血帯のかけぐあいの調整や肘部への枕の使用、ときには血管を温めたりすることも必要です。たくさんの患者さんを穿刺しなくてはならないという思いから、つい急いで対応してしまいがちですが、穿刺が難しい患者さんに対してはゆっくり時間をかけてより良い条件を作り出すという気持ちの余裕が必要です。焦らずじっくり臨みましょう。

　このようなシャントの穿刺に、穿刺針を変えてみるというのも一つの手段です。針の種類は各々長所・短所があります。例えば、現在最も使われている留置針タイプのものを、翼状針タイプの金属針に変えてみるということも一考だと思います。

5．それでもうまくいかなかったら・・・：内シャントは上手に使用し大切にケアすれば半永久的に使用が可能ですが、いずれも奏功しなかった場合は、人工血管（グラフト）あるいは動脈の表在化の導入も検討しなくてはなりません。止血あるいは感染性の面から安易な導入は慎まなければなりませんが、"ブラッドアクセスがない"ということは患者さんにとっても非常に不安を感じるものです。あくまでも最後の手段ですが、選択肢の一つとして考えておかなくてはなりません。

　以上、シャント穿刺が困難なケースについてその対策を含めて概説しま

したが、最も重要なことは穿刺失敗を繰り返すことによって生じるシャント不全などのツケは患者さんが負わなければならないということです。透析スタッフは常にこのことを理解し、患者さんと接することが重要です。穿刺を失敗することは誰にでもあることです。二度ほど試みてもうまくいかなかったらプライドや意地にこだわらず、他のスタッフに交代してもらうことです。手を変えてみると上手くいくというケースはよく経験することです。患者さんのためにも次は失敗しないようにと考えることが大切です。

Q19
シャントを大切にしていただくための方法を教えてください

　シャントは、血液透析を行っていくうえで非常に重要です。シャント異常（トラブル）の種類には、**表2-2**の項目があげられます。このような兆候・症状を示すときは注意しなければなりません。

・**穿刺前の注意**：毎回十分な観察が必要で、視診、触診、および聴診を行います。スリルおよびシャント音が前回の透析日と変化がないことが重要です。シャント部、シャント血管、シャント肢の色調、皮膚温などの変化を見逃さないようにしてください。シャント肢で採血や点滴を行ってはいけません。また、シャント肢で血圧を測定してもいけません。

表2-2 シャント異常（トラブル）

	兆候・症状	原因、処置など
シャント肢異常	手指・手背の腫脹、疼痛、しびれ、冷感	循環障害、血流障害 血管拡張薬、抗血小板薬、消炎鎮痛薬、手術
シャント狭窄、閉塞	シャント音の変化：低下または消失、スリルの減弱または消失	マッサージ、PTA★註) シャント再建手術
シャント感染	発赤、疼痛、熱感、腫脹、化膿	消毒、消炎鎮痛薬、抗菌薬

・**透析開始時の注意**：シャント肢を清潔に保ち、穿刺部を十分に消毒することです。また、同じ部位で穿刺を繰り返すと静脈瘤を形成したり狭窄を生じやすいため、できるだけ違う部位で穿刺してください。

・**透析終了後の注意**：針を抜いた後の止血のための圧迫が強すぎるとシャント閉塞の原因になるため注意しましょう。しかし、止血が不十分であると大出血を起こすことがあるため圧迫不足にも気をつけてください。

　透析患者さんは、健常時と比べて免疫機能が低下しているため感染症が重篤化しやすいので、シャントの感染予防には特に注意が必要です。シャント感染から侵入した細菌（起炎菌）により感染性心内膜炎や膿胸、髄膜炎、敗血症、敗血症性肺塞栓などを引き起こし、生命を脅かす可能性もあります。シャント感染が起きてしまったら、感受性のある抗菌薬（抗生物質）により治療を行います。

　シャント異常を最小限に防ぐためには、患者さん自身にシャントトラブルを予防または早期発見してもらえるように指導することが重要です。自己管理が悪いと数ヵ月でシャントが使用できなくなることもあるため、患者さんにも1日に最低1回はシャントの血流を確認してもらうことが、シャントトラブルを早期発見するためのポイントです。特に、夜間睡眠中の血圧低下により血栓ができることが多いため、起床時には必ずシャント音とスリルの有無を確認するように指導しましょう。

　その他の日常生活を送るうえでの指導ポイントをいくつかあげます。物理的圧迫によるシャント閉塞を防ぐためには、シャント部およびシャント肢を圧迫しない（重いものを持たない、かばんをシャント肢に下げない、シャント肢を下にして寝ない）、時計はシャント側と反対の腕にする、シャツの袖は緩めのものにする、シャント肢を使って激しい運動はしないことが大切です。過度の運動やサウナでの発汗によって脱水となり、シャント閉塞を起こすこともあります。毎日の体重測定と適度な水分補給も必要です。脱水による低血圧により血栓を生じることもあるため血圧測定も重要です。シャント感染を予防するための注意点は、①手洗いをよく行う、②シャント肢を清潔に保つ、③透析を行った日は入浴しない（針穴を水につけない、ぬれてしまったらイソジンなどで消毒する）ことです。また、シャントの異常に気づいた時には、すぐに主治医に連絡をとるように指導してください。

★註）Firapy（フィラピー）とは？

　台湾で開発された遠赤外線療法（Far-infrared therapy：フィラピー）が、わが国でも使用し始めています（図2-6）。フィラピーは、特殊な赤外線で非可視の電磁波（光線）であり、血管内皮機能の改善効果や透析シャントの血流増加・開存率の改善効果があり、シャント機能不全の予防が期待されています。私たちもシャント管理とフットケアに用いてきました。しかし、わが国でフィラピーは保険収載されておらず、その普及は十分ではありません。

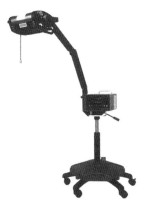

◎正しい照射方向（BEST）

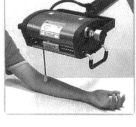 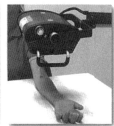

○正しい照射方向（Good）

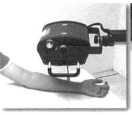 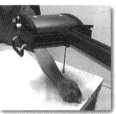

- ●シャント血管開存の維持
- ●シャント血流の増加
- ●シャント血管の発達
- ●シャント穿刺痛の改善など

図2-6 アクセストラブルの回避のために

WS™ Far-infrared Therapy（FIRT）Unit: Taiwan と使用法

（参考文献 3 より引用）

3章

血液透析中に起こってくる問題

Q20

血液透析は、患者さん一人一人で透析方法が違うのですか？
血液透析から腹膜透析に変えることはできますか？
腹膜透析と血液透析の両方を行うことはありますか？

1. 血液透析は、患者さん一人一人で透析方法が違うのですか？

　一般に言われる慢性腎不全患者さんへの維持血液透析（広義）は、具体的には、①血液透析 hemodialysis（HD、狭義）、②血液濾過 hemofiltration（HF）、③血液透析濾過 hemodiafiltration （HDF）の3種類があります。慢性腎不全のため血液透析を行っている患者さんのほとんどは、この狭義の血液透析を行っています。"血液濾過"は循環器疾患で体外循環が不安定な患者さんに有効な透析方法であり、長期透析合併症の一つである透析アミロイドーシスの患者さんにはハイパフォーマンス膜を使用した"血液透析濾過（HDF）"が有効と言われています。

　狭義の血液透析においても、**表3-1**にあげるような因子を考慮して薬の処方と同様に、それぞれの患者さんに合った血液透析の"処方"が行われます。

表3-1 血液透析の処方を決定する因子

■治療効果の決定する因子	■透析条件に関与する患者さん側の因子
・透析時間	・年齢
・血流量	・体格
・ダイアライザーの面積	・性別
・ダイアライザーの種類	・活動性
・透析液流量	・残存腎機能
・ドライウェイト	・原疾患
・限外濾過量（体液除去量）	・合併症（心疾患、脳血管障害、
■透析療法に特異的に必要な因子	透析合併症など）
・抗凝固薬	

2. 血液透析から腹膜透析に変えることはできますか？

　透析療法には、血液透析（HD）のほかに腹膜透析（PD）があります。腹膜透析の特徴は、①患者さん自身が在宅で透析療法を行う、②24時間持続的に透析療法を行う点です。さらに、③血液透析と比較して比較的長期間残腎機能が保たれ、④透析液にカリウムが含まれないことから食事療法の管理が比較的容易な傾向にあります。このような点から、透析療法の導入時にまず腹膜透析を選択するほうが有用です。しかし、以下にあげる理由から、血液透析から腹膜透析に変更する患者さんがいます。

　　・積極的な社会活動を希望する患者さん（就業、就学など）
　　・シャント困難な患者さん
　　・心疾患により体外循環が困難な患者さん
　　・何らかの原因によって通院透析が困難な患者さん

　導入時の腹膜機能に関しては、血液透析から移行したことによる問題は特にありません。しかしながら、無尿（100 mL/日以下）状態で血液透析から腹膜透析に変更した場合には、透析変更直後から相当量の1日除水量を必要とするため、腹膜透析液の糖濃度の高いものを使用する必要があります。また、体格のよい患者さんでは、高用量の透析液の使用が必要な場合もあります。

　血液透析から腹膜透析への変更は可能ですが、移行せざるを得ない原疾患のために早期からの高糖濃度の透析液を頻回に使用することによる腹膜の劣化、長期血液透析患者さんの場合は透析合併症の早期出現などにより、腹膜透析の継続期間は比較的短い傾向にあります。腹膜透析の特性を十分に生かし、患者さんのQuality of Life（QOL・生活の質）の向上を図るとすれば、導入時にその選択を紹介するか少なくとも残腎機能がまだ保たれている時点での変更が望ましいと思われます。

3. 腹膜透析と血液透析の両方を行うことはありますか？

　わが国での腹膜透析（PD）患者数は、被嚢性腹膜硬化症（encapsulated peritoneal sclerosis: EPS）発症のリスクもあり長期間継続できないことから、徐々に減少してきました。しかし最近は、PDに週1回のHDを追加するハイブリッド（併用）透析がより効果的で保険収載されたこともあり、PD患

者さんはやや増えてきたようです。

＜ハイブリッド（併用）透析への移行基準＞

① 中分子尿毒症性毒素の蓄積：β_2-MG 35 mg/L 未満

② 体液のコントロールが困難な場合：透析（HD）間の体重増加が5％以上

Q21

血液透析を始めた頃や受けている最中にみられる症状とその対処法を教えてください

1．透析を始めた頃にみられる症状と対処法

初使用症候群：新しい（未使用の）ダイアライザーを使用したときに、透析中に起こる症候群として定義され、2つのタイプに分類されます。

1）A型（アナフィラキシー型）初使用症候群

呼吸困難、シャント部あるいは全身性の熱感などが出現し、心停止や死亡することもあります。軽症では、掻痒感や蕁麻疹、咳、くしゃみ、鼻汁、流涙などがみられます。症状のみられた患者さんの約60％に、ダイアライザーの消毒に使用するエチレンオキサイドにより変性した蛋白質に対する血清IgE抗体価の上昇が認められています。

処置としては、直ちに透析を中止し血液回路にクランプをかけ、回路内の血液を返血せずに、ダイアライザーと回路を捨てるのが最も安全です。また、直ちに心肺機能に対する補助が必要です。酸素吸入および抗ヒスタミン薬やステロイド、エピネフリンなどアナフィラキシーショックに対する治療を行います。

2）非特異的B型初使用症候群

A型よりも頻度は高いですが、症状はそれほど重篤ではありません。最も一般的な症状は胸痛で、ときに背部痛を伴うことがあります。

処置としては、酸素吸入を行い、心電図検査などで狭心症などの虚血性心疾患の鑑別を行います。症状は透析を開始して1時間以内に消失するこ

とが多いです。予防としては、置換型セルロース膜やポリアクリルニトル（PAN）のような合成高分子膜に変更することも有効です。

2. 透析を受けている最中にみられる症状と対処法

1）低血圧

一般的な原因：血液量が大量あるいは急速に減少することによる低血圧です。透析中の低血圧は普通にみられることであり、基本的には血漿量に対して、1回の透析中に除去される体液量が多いことに起因していることが多いです。具体的な原因としては、①透析間の体重増加が著しい場合、②短時間透析、③患者さんの目標体重以上に体液除去が行われた場合、④ナトリウム濃度が低すぎる透析液を使用した場合などがあります。

　処置としては、①体重増加を抑える、②透析時間を延長し単位時間あたりの除水量を少なくしたり、血流量を下げる、③過除水をしないよう注意する、④透析液のナトリウム濃度を血漿ナトリウム濃度より低くしないようにするなどがあります。

血管収縮力低下による低血圧：血液透析中の血圧低下の一次的な原因は血液量の減少ですが、以下のような状況下で血管収縮に障害が起きると著しく血圧が低下します。

　①降圧薬投与：透析日の降圧薬の投与法を工夫します。

　②透析液温度の上昇：透析液の温度を低めに設定する（但し、実際には低温透析液で透析をすると不快感や震えを訴える患者さんがいるので注意を要する）などの処置が考えられます。

心臓に起因する低血圧：透析患者さんは心臓の代償機能（心拍数と拍出量を増加させる）の低下があるので、心臓への血液の還流が低下すると、低血圧が発生しやすいのです。

透析中の低血圧の稀な原因：透析中の低血圧の原因は、重篤な疾患の一症状であることがあり、注意が必要です。

基本的な対処法：血圧が低下すると、めまいや軽い頭痛、吐気を訴えたり、筋肉の痙攣を起こす患者さんもいます。一方、極端に血圧が下がるまで何の症状も訴えない患者さんもおり、透析中はすべての患者さんの血圧を一定の間隔でモニターすることが必要です。

<急性の低血圧が起きた場合の処置>

①患者さんにTrendelenburg体位（頭低足高の仰臥位）をとらせます。

②生理食塩水を静脈回路に入れます。

③限外濾過量をできるだけゼロに近くします。

④低血圧が持続している間は酸素の投与も有効です。

⑤バイタルサインが安定してきたら徐々に限外濾過を再開します。

2）筋肉痙攣（足つり）

透析中の痙攣（足がつる）の原因はまだ解明されていませんが、①低血圧、②過度の除水、③低ナトリウム透析液の使用などが筋肉痙攣を引き起こす重要な要因となっています。

処置と予防：血圧低下と足つりが併発した場合には、低血圧は生理食塩水の注射で症状は改善しますが、筋肉の痙攣は持続します。筋肉組織への応急処置としては、高張食塩水やブドウ糖液を投与するのが最も効果的です。低血圧を予防することは、結果的に痙攣（足つり）を防ぐことになります。透析液のナトリウム濃度を上げることも有効です。また、経口で硫酸キニーネやオキサゼパムを投与する方法も筋肉の痙攣を予防しますが、その機序は不明です。

3）吐き気と嘔吐

吐き気と嘔吐は、透析療法で10％の頻度で発生すると言われていますが、安定期の透析患者さんでは、低血圧が関係することが多いです。

処置と予防：限外濾過圧と血流を下げ、血圧低下の改善を図ります。

4）胸痛と背部痛

長期透析患者さんや高齢の患者さんも増加していることから、透析中の狭心症や大動脈瘤によるものなども念頭に置いておくべきです。

処置と予防：血圧および血清カルシウム・リンのコントロールや禁煙、二次性副甲状腺機能亢進症のコントロールは、動脈硬化や虚血性心疾患の予防になります。また症状がみられた場合には、限外濾過圧や血流量を下げ酸素吸入をします。心電図検査を行い原因を明らかにしたうえで次の処置を考えます。狭心症の場合は硝酸薬（ニトロペン、亜硝酸アミルなど）を投与します。

5）不整脈

透析中に不整脈を認める場合があり、臨床的に治療の必要があるものか否かの判断が必要です。直ちに心電図を確認し担当医に判断を仰ぎます。

6）掻痒感

Q31を参照してください。

7）発熱

a. 透析による原因

①透析液の異常：液温上昇、エンドトキシンや細菌の混入など

②透析器材に対するアレルギー

③血液のリーク（いずれかの部位からの漏れ）

b. その他の原因

感染症や悪性腫瘍、薬物、輸血などによる発熱もみられます。

<u>不均衡症候群</u>：透析を開始した始めのころにみられる比較的稀な合併症です。血液中の尿素窒素などの尿毒症性毒素が短時間（急激に）で除去されると血液と脳組織の間に浸透圧格差が生じ、脳組織に水分が移行することで発現する脳浮腫症状（頭痛、悪心、筋痙攣など）を言います。

その対策として透析導入当初は、治療時間を短縮し透析膜も膜面積の小さなものを使用し、透析効率を低く設定します。

Q22
透析中の血圧はどのようにして管理していくのがよいですか？

透析患者さんの透析中の血圧変化として、透析中に血圧上昇する患者さんは数％、血圧に変化をきたさない患者さんは約70％、血圧低下をきたす患者さんは約25～30％いると報告されています。血圧の変動をきたしやすい患者さんや高齢の患者さんに対しては、透析中に頻回に血圧を測定しましょう。また状態の急激な変化、例えば血圧の上昇であれば頭痛や嘔気、動悸など、血圧の低下であれば嘔気や胸部不快感、冷汗、意識混濁などの症状

に注意することが大切です。

　透析中の高血圧は、①体液量増加によるもの（体液依存型）と、②体液量の増減には無関係で血漿レニン活性（PRA）の増加に伴い末梢血管抵抗が増大するもの（レニン依存型）に分けられます。体液依存型では透析開始前から血圧は上昇していますが、レニン依存型では透析開始時には安定していた血圧が透析後半から上昇してくることが多く見受けられます。透析患者さんは心不全や脳血管障害、心筋梗塞などの合併症を起こすことが多いのですが、高血圧はこれらの合併症の最も重要な危険因子であり、適正な血圧管理によりこれらの合併症の発症を阻止しなければなりません。

・体液依存型高血圧の治療法：透析開始後に除水に伴い血圧が低下することが多く、血圧が200 mmHg以下であれば何も処置せずに透析を開始し経過を観察することも多いのですが、血圧が200 mmHg以上であれば脳出血などの合併症を起こす可能性もあるため、まず患者さんを半座位にし、効果がなければニフェジピンなどの即効性があり作用時間の短い降圧薬を内服させます。また、このタイプの高血圧は多くの場合は、適正なドライウェイト（DW）の設定と透析間の体重増加の指導（DWの3〜5％以内）をすることによって事前にある程度コントロールすることが可能です。しかし、適正な体液量の管理を行ってもコントロールされない場合は降圧薬を投与します。

・レニン依存型高血圧の治療法：体位変換などを行っても効果がないことが多く、まず降圧薬を使用します。ニフェジピンやベニジピンなどのカルシウム拮抗薬を用いたり、レニン・アンジオテンシン系が亢進していることより、透析前にアンジオテンシン変換酵素（ACE）阻害薬を用いることもあります（但し、AN69透析膜使用患者さんでは禁忌です）。

　透析中の血圧低下は、その時間帯によって透析開始早期（1時間以内）に起こるものと、透析後期（終了1時間以内）に起こるものがあります。透析開始早期に起こる血圧低下は、主に体外循環血液量の増加による一過性の循環血液量の低下に対する血管収縮反応の低下であり、糖尿病患者さんや高齢患者さんによくみられます。透析後期に起こる血圧低下は、主に血管収縮反応の低下や血管外から血管内への水分の移動（plasma refilling）の減少による循環血液量の低下が原因と考えられています。また、ドライウェ

イト（DW）が低く設定されすぎていることもあるので注意が必要です。血圧低下により前述の自覚症状を認めたり、血流不足やシャントトラブルを起こしやすく、起立性低血圧やときにショック状態となることがあるので適正な血圧管理が重要です。

・透析開始早期に起こる血圧低下の治療法：まずダイアライザーの小型化や脱血を最小限にして透析を開始します。これで効果がなければ、血液回路内にアルブミンや血液（MAP）を充塡してからの透析開始を試みます。

・透析後期に起こる血圧低下の治療法：あらかじめ透析間の体重が増加しすぎないよう指導し（除水量減少）、経口昇圧薬（リズミック、エホチール、メトルジンなど）の透析前内服や高ナトリウム透析液やグリセオールなどの高浸透圧液の使用、透析液温度を下げておくことなどで予防します。
#血圧低下時には下肢挙上、除水速度および血流量の減少、生理食塩水・高張食塩水（10% NaCl）の静脈回路投与、カテコールアミンなどの昇圧薬投与などを行います。

Q23

ドライウェイトというのは何ですか？
どのようにして決めるのですか？
また、心胸郭比 (CTR) というのは何ですか？

1. ドライウェイトというのは何ですか？ どのようにして決めるのですか？

透析を導入された患者さんは、摂取した水分を十分に排泄することができません。水分の貯留は、最終的に血管内では循環血液量の増大の原因、血管外では浮腫（むくみ）の原因となりうっ血性心不全や肺水腫を引き起こしてしまい、患者さんのQOL（生活の質）の著しい低下を招きます。最悪の場合には、命を奪ってしまうので、透析のたびに水分をある程度除去していく必要があります。

透析時に、私たちは除水量を設定します。除水するとまず血管内の水分が減少しますが、血管外からの水分の浸透（移動）が追いつかないと低血圧になってしまいます。しかし、血管内の水分が少ない方が循環血液量も少なくなり、心臓の仕事量（負担）を減らしてあげることができます。血管内の血液は濃くなるので、浸透圧の上昇により浮腫の原因となる血管外の水分を血管内に引っ張りやすくなるという利点があります。このため、患者さんに低血圧を起こさず、かつ体に負担をかけない水分量を決定する必要が出てくるのです。患者さんの栄養状態が急激に変動しない場合には、透析間の少ない日数で体重が変化するとすれば、そのほとんどが水分の出入によるものなので、基本的には「これ以上除水をすると低血圧を引き起こしてしまう状態の体重」のことを<u>ドライウェイト</u>（目標・適正体重、dry weight: DW）と言います。そのためDWを決定する際には、いつもより少し余分に除水量を設定して透析を繰り返します。透析（除水）中に低血圧が起こるようなら、その直前の体重がDWと言うわけです。しかし、実際はぎりぎりまで除水すると、低血圧をきたしやすくなったり強い倦怠感のため日常生活が妨げられることがしばしばあります。そのため、私たちは患者さんのさまざまな所見を総合的に判断して、「患者さんのQOLを損ねないDW」を決定していく必要があるのです。

2. どのようにして決めるのですか？

　目標値は、患者さん個人によって異なります。定期的にDWを決定するには、必要な検査を行い患者さんの身体、患者さんを取り巻く状況（生活習慣上の癖や季節など）の変化を参考にします。
①**患者さんの症状**：倦怠感・疲労感・呼吸困難感の有無や浮腫（むくみ）の有無、皮膚の乾燥状態、尿量、心拍数など
②**胸部X線所見**：胸郭比（CTR）や肺血管影、胸水の有無など
③**血圧**：水分過剰であれば血圧が高くなる傾向にあります。
④**下大静脈の太さ**：一般に腹部超音波で調べます。
⑤**血液検査**：心房性ナトリウム利尿ホルモン（hANP）、脳性ナトリウム利尿ペプチド（BNP）など
⑥**心臓超音波検査**

3. また、心胸郭比（CTR）というのは何ですか？

目標値：　男性 50％以下、女性 55％以下

　心胸郭比（CTR: cardiothoracic ratio）は、胸部X線写真において求めた心陰影の最大幅と胸郭の最大幅の比のことです（心陰影の最大幅÷胸郭の最大幅×100＝CTR、図3-1）。一般に幅はcmで測られ、その比を求めています。循環血液量が多いとそれを送り出す心臓は大きくなる傾向があり、このとき仕事量の増大により心臓へかかる負荷が大きくなっています。つまり、CTRが小さければ小さいほど心臓への負担は少なくなっていると言えます。一般に透析を受けている患者さんはドライウェイト（DW）を設定する必要がありますが、これに際しCTRが50％以下であれば心臓に負担をかけていないだろうという目安になっています。ですから、透析患者さんのCTRが大きくならない状態で安定しているならば、そのときの除水条件は適切な設定であると考えられます。CTRが、計測するたびに大きくなっていく場合や小さくなりすぎている場合は、DWをそれぞれ低めにしたり高めに設定し直す必要があります。例えば、透析中に血圧が下がってしまう患者さんがいるとします。それなのに胸部X線上CTRが大きい傾向である場合（例えば、CTR 58％といった場合）、まだ何とかしてさらなる除水をしていかないと患者さんの心臓に負担がかかってしまうであろうと考えられます。この場合、昇圧薬や高浸透圧薬（D-マンニトール）の投与、透析時間の延長、ECUM（限外濾過法）の導入やHDFへの変更といった処置がとられます。

　但し、CTRの測定に際して注意しなくてはならない点がいくつかあります。
①**撮影条件の違い**：胸部X線写真よりCTRを求める場合、立位でX線を背側から照射し胸の前でフィルムに感光させる方法を前提としています（いつも皆さんがX線を撮られる方法です）。腹側からX線を照射し背側で感光させた場合、心臓は上記の方法で撮影したものより大きく写ります（例えば、ベッド上のポータブル撮影や立位困難な方の座位撮影）。また、撮影時に吸気不十分だった場合も胸郭の幅が比較的小さく写ってしまいますので、CTRを計算すると大きめな値となります。さらに、心臓は収縮・拡張しますから、同じ患者さんでも撮影のタイミングにより心陰影に若干の違いが出てきます。

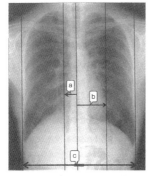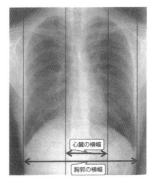

図3-1 心胸比（CTR）の測定法（胸部X線像）

心胸比（CTR）：目標値　男性 50％以下、女性 55％以下
CTR は左図のように線を引き（a ＋ b）÷ c で表されます。a と b は、中心の縦線から左右の心臓の端までの横幅を計測し a ＋ b とします。c は、左右胸郭の内側（横幅）を計測します。しかし、最近では右図のような簡易法（心臓の横幅÷胸郭の横幅）で計測しています。
（瓜田温子ら：臨床検査成績の見方・考え方．池上総合病院透析室・池上クリニック作成）

②**体格の違い**：患者さんが肥満の場合、腹腔内の脂肪からくる横隔膜の挙上により、心臓が横に寝てしまうため心陰影が大きめに写ってしまうことがあります。

③**計測者の違い**：心陰影や胸郭の境界が鮮明でない場合には、計測者によって計測の幅に違いが生じることがあります。胸部X線写真をコンピューターに取り込んで機械的に計測している施設もあります。

　これら以外にも、正確なCTRの測定を不可能にするさまざまな要因がありますので、CTRは一つの目安でありCTRが1％上昇したからといってその分、心臓に対する負荷がすぐに増大したとは考えられません。実際には、撮影する度に条件が違うので「比」をとっています。

　では、立位で撮影ができない患者さんはどうするのでしょうか？

　CTRの撮影時の数値自体は参考になりませんが、撮影条件が同じならCTRの推移は参考になります。例えば、ポータブル撮影でCTR 60％だった患者さんが同じ撮影法で70％であったならば、心臓が大きくなっている可能性が高いと考えることができます。撮影するたびに体の向きが変わる患者さんは、CTR以外の所見を駆使して心負荷の有無を推定していく必要

があります。しかしCTRは一つの目安であり、CTRを評価できる患者さんに対しても他の所見も参考にして状態を把握することが大切です。

4章

血液透析中にみられる合併症の問題

血液透析を始めて元気が出ない患者さんがいらっしゃいます。どのように対応すればよいのですか？

　透析治療を開始した患者さんが受ける精神的衝撃（ショック）は非常に大きいものです。看護師は、末期腎不全と診断された患者さんが自分の病気について理解し、病気であることを受け入れる（受容）ために生じる心の問題についての知識をもっていなければなりません。透析導入を言われた患者さんは、以下のような<u>心理的プロセス</u>をたどり、透析治療を受け入れ（受容）していきます。

①**ショック**：自分が透析治療を受けなければならないという事実と、自分の腎臓を喪失してしまったという現実に衝撃を受け、落胆し失望する時期です。

②**不信**：末期腎不全と診断された事実が信じられなくて、「何かの間違いだ」、「先生は嘘をついている」、「先生は大丈夫と言ったではないか」と目の前に提示された真実を信じようとしない時期です。

③**否認**：自分が末期腎不全であることを表面上では理解しているが、「自分がそんな病気になるわけがない」、「自覚症状は何もない。それでも透析は必要なのだろうか？」、「自分には透析治療は必要ない」と考え、病気である事実を否定する時期です。

④**不安**：「透析治療を始めると、自分の将来はどうなってしまうのだろうか？」、「あとどのくらい生きられるのだろうか？」、「仕事は続けられるだろうか？」、「家族の面倒はどうしたらよいのだろうか？」といった肉体的不安だけではなく、将来への不安を考える時期です。

④**いらだちや怒り**：「どうして自分だけがこのような運命になるのだろう……世の中には健康な人がたくさんいるのに、よりによって自分が透析治療を受けるなんて」といった自らの運命を嘆き、いらだちをみせる時期です。

⑥**抑うつ**：「透析が必要なことはわかるが、自分は死んでもそんな治療は受

けたくない……しかし、死んでしまったら残された家族はどうなるのだろうか？」というような考えが出てくる時期です。ここでは一見、患者さんが病気を受容したかのように思えますが、実際には患者さんは、「自分が病気を受容するのは、自分自身が前向きに受容しているのではなく、家族や周囲のことを考えた末の結論である」と、自分自身を偽っている可能性があります。

⑦**受容**：実際に透析治療が始まり、医師や透析スタッフとの交流が始まると、患者さんは徐々に自分自身の生活スタイルを確立し、透析治療も自分自身の生活の一部に同化させるようになります。このようになった時期を透析治療の受容と考えられます。

⑧**透析拒否の心理**：透析受容ができるようになると、「腎移植をすると透析治療から離脱できるなあ」などと、一見よく勉強していてスタッフを感心させるような場面に遭遇することがあります。しかし、このような発言の奥底には、「透析なんかいやだ、早くおさらばしたい」というような、透析治療拒否の心理が働いている場合があります。

　以上のような患者さんの心のプロセスをよく理解する必要があります。そして、各段階で患者さんはさまざまな苦悩を感じ、一過性のうつ状態を呈することがあります。どの透析室にも元気のない患者さんはいると思います。スタッフは、焦らずに患者さんが真実を受け入れることができるまで、待ってあげることが大切です。もちろん、患者さんが正しい方向を目指すことができるような方向付けや助言をすることは、重要な仕事です。また、透析室に入るとわがままを言ったり、子どものように甘える患者さんがいたりします。このような状態も、患者さんの心のなかに生じた心の葛藤を処理できずに、周囲に発散しているのです。心の中の膿を外に心地よく出させてあげることもスタッフの大切な役割です。常に患者さんとコンタクトをとり、話しやすい環境を作ってください。また、透析スタッフ自身が心の悩みを抱えていたり、患者さんへのマイナス感情をもっていると、敏感な患者さんは即座にそれを察知して逆に攻撃に出てくることがあります。患者さんの心のケアだけではなく、透析スタッフ自身の心のケアも成功の秘訣です。稀に、尿毒症症状の一症状としてうつ状態や認知症のような症

状が出ている場合があります。このような場合には、十分な透析療法を行うことが解決法になります。

　実際の透析室の現場では、患者さんの病気の受容時期が教科書に記載されているように、はっきりしているわけではありません。また、ある段階に進んでもまた逆戻りするようなこともあります。患者さんと接する透析スタッフが良き理解者となってあげることがとても大切です。そして、「目の前の病んでいる患者さんを助けたい」という医療者の原点を思い出し、「患者さんを助けるために、自分が今できることは何か？」を常に考えてあげましょう。

Q25
透析患者さんには糖尿病の人が大変多いのですが、日常どのような注意が必要ですか？

1. 血糖コントロール

　糖尿病患者さんでは、透析導入後も他の合併症予防のため血糖をコントロールすることが大切です。透析患者さんでは、体内でのインスリン分解（半減期）が遅延するため、透析導入後はインスリン投与が不要となる方もいます。その一方、透析患者さんではインスリン感受性が低下しており、さらに胃の蠕動運動の低下により食物の胃内への滞留時間が延長し吸収が遅れて血糖の変動が不安定になることがあります。このような理由により、糖尿病を有する透析患者さんでは、血糖コントロールが難しいことがしばしばみられます。

　高血糖の存在は、血漿浸透圧の上昇から口渇を生じ、飲水量を増加させ透析間の体重増加をきたすため、血糖コントロールに薬物療法を要することがあります。薬物療法では、経口糖尿病薬は体内に蓄積し遷延性の低血糖を引き起こすことがあるので、原則としてインスリン投与による血糖コントロールが必要です。しかし、何らかの理由でインスリン投与が困難な

場合には、経口糖尿病薬を投与します。また、一般に血液透析ではブドウ糖（100 mg/dL）が含有された透析液が使用されていますが、血糖値に依存して透析液中にブドウ糖が喪失することから、透析日と非透析日の血糖日内変動を検査して適正な血糖管理をすること、また透析中の低血糖を予防するため透析日のインスリン量を減らすか、透析前にスナック菓子などを摂取させるなど、熱量（エネルギー）に配慮する必要があります。

2. 足病変

　糖尿病性足病変には、閉塞性動脈硬化症（arteriosclerosis obliterans: ASO）による虚血型、糖尿病性神経障害による神経障害型および両者の混合型があります。糖尿病性足病変を診た場合には、それが虚血型か神経障害型なのかを明らかにしておく必要があります。

<u>虚血型</u>：虚血性因子の関与を確認するためには、下肢の血流障害の程度を評価します。まず問診で間欠性跛行の有無を確認し、次いで下肢におけるチアノーゼの有無をチェックします。また皮膚温を測定し、かつ足背動脈と後脛骨動脈の拍動の触知を確認します。下肢の動脈拍動に減弱あるいは消失が認められた場合には、上肢・下肢の血圧を同時に測定し血管の詰まり具合を評価します。このようにして測定した下肢血圧と上肢血圧の比（ankle pressure index: API）が0.9以下であれば、下肢の血流障害があることを疑います。

<u>神経障害型</u>：神経性因子の関与を確認するためには、下肢の神経障害の程度を評価します。下肢の神経学的検査には、神経伝導速度やアキレス腱反射、音叉を用いた振動覚の検査などを行います。神経障害は、一般に感覚神経、自律神経（便秘、下痢、胃無力症、起立性低血圧、無自覚性低血糖、インポテンス、神経因性膀胱など）、運動神経の順に障害されます。

　足の潰瘍や壊死の主な原因は、ASOに伴う血管閉塞のみを原因とする場合を別にすると、多くは神経障害によるものです。神経障害が進行し感覚鈍麻になれば、湯たんぽなどによる足先の低温熱傷(やけど)や靴ずれなどの傷から感染し、簡単に潰瘍・壊疽を起こします。悪化すると指や足を切断しなければならなくなります。このように潰瘍・壊死が難治性となるのは、ASOに伴う血流不全によるものですが、感覚鈍麻さえなければ早期に気づき、

処置が遅れることは少ないと考えられます。

　これらを考慮し、日常生活に関する指導・管理としては以下のことに注意しましょう。

①患者さんあるいは家族に、足や足趾間部に水疱や傷がないか毎日確認させる。透析室でも医師・看護師が毎透析中に足をよく観察する。魚の目や陥入爪は自分で処置せず、専門外来で対応する。

②足の皮膚温と動脈拍動をチェックする習慣をつけさせる。

③石鹸で毎日、足（特に趾間部）を洗わせる。その後、乾燥しているようなら尿素軟膏やサリチル酸ワセリン軟膏などの保湿性軟膏を塗布する。

④足が感覚鈍麻になっていることを理解させ、入浴時には湯の温度を温度計などで確認してから入るように指導する。

⑤靴を履く時ときは、自分の手や目で靴の中に異物がないかどうか確認する。

⑥湯たんぽやアンカ、こたつ、電気毛布の使用を禁止する。

Q26
血液透析を長期間受けていると、どのような合併症が起こってきますか？

　血液透析を始めると途中で透析を中止することは、ほぼ不可能です。透析の技術は進歩し治療薬もたくさんできましたが、本来の腎臓機能のすべて（100％）を補うことはできないので、さまざまな透析合併症がでてきます（表4-1）。

1. 心血管系病変

①**高血圧**：原因として、水分・塩分摂取過剰やレニンなどのホルモン過剰、動脈硬化がかかわっています。降圧薬の服用や透析による除水とドライウェイト(DW)を下げることで対処します。

②**心不全**：心不全は透析患者の死因の第1位で予後に関わる合併症として

表4-1 透析合併症

1	心血管系病変	高血圧
		心不全
		虚血性心疾患
		不整脈
2	骨病変 （CKD-MBD）	(1) 二次性副甲状腺機能亢進症
		(2) 異所性石灰化
3	透析アミロイドーシス	手根管症候群・破壊性脊髄炎
4	腎性貧血	
5	皮膚症状	乾燥・色素沈着・皮膚掻痒症ほか
6	感染症	抵抗性の低下
7	腎嚢胞とがん化	血尿・腎がんの発生

重要です。除水可能な量を超えて水分・塩分を摂取すると体内に水分が貯留し、浮腫やうっ血性心不全に陥ります。心臓のポンプ機能が低下して呼吸困難や胸痛、起座呼吸などの症状が現れます。利尿薬は無効なので、透析による除水で治療します。

③**虚血性心疾患**：透析患者さんは、高血圧や副甲状腺機能亢進症、糖尿病などの動脈硬化促進因子を多くもつため、動脈硬化性疾患に罹患しやすく狭心症や心筋梗塞などの虚血性心疾患を引き起こします。体内の水分過剰や心肥大があると、心臓は余分な酸素を必要としますが（酸素需要の増大）、透析中の血圧低下や貧血、冠動脈の動脈硬化は、心臓への酸素供給を低下させます。透析患者さんは、心臓での酸素の需要と供給のバランスが崩れやすい状態にあります。

④**不整脈**：虚血性心疾患によるもの以外にもカリウムやカルシウムの電解質異常や心不全に伴うものがあり、突然死の原因になります。治療には、食事による水分・電解質の管理を行うとともに、抗不整脈薬を処方することがあります。

2. 骨病変

　腎不全による骨病変は、CKD-MBD（慢性腎臓病に伴う骨・ミネラル代謝異常。旧称：腎性骨異栄養症）と総称されます。以下に、主な症状を示します。

①**二次性副甲状腺機能亢進症**：ビタミンDは、副甲状腺ホルモン(PTH)の分泌を抑制し、腸管からのカルシウムの吸収を促進させる作用をもち腎臓で活性化されます。透析患者さんはこの活性化が障害されるなどの理由から低カルシウム・高リン血症になりやすく、この状態が副甲状腺機能亢進症をもたらします。腎不全が原因なので、二次性（続発性）副甲状腺機能亢進症と言います。PTHの分泌過剰は、骨を溶かして血中カルシウム濃度を上昇させるので（骨吸収）、骨塩量が低下し骨髄の線維化が進行します（線維性骨炎）。

②**異所性石灰化**：アルミニウム骨症などで骨代謝が低下したり、血中カルシウム・リン濃度が高値となると、さまざまな部分にカルシウムとリンが沈着する異所性石灰化が生じます。動脈壁の石灰化以外に、股関節などの関節周囲の石灰化は疼痛や運動障害をもたらします。食事療法でカルシウム・リン濃度を抑え、不十分な時は沈降炭酸カルシウムを処方して予防します。

3. 透析アミロイドーシス

　透析アミロイドーシスは、β2ミクログロブリン（β_2-MG）という透析されにくい線維状の高分子物質が骨や関節に沈着する状態で、症状が出るのは10年以上の長期透析例です。手根管に沈着する手根管症候群では、手根管を通過する腱や神経が圧迫されて、バネ指やしびれをきたします。骨に沈着すると骨嚢胞や破壊性脊椎炎となります。（Q30参照）

4. 腎性貧血

　腎臓で作られる造血ホルモンのエリスロポエチンの低下により貧血となります。近年、エリスロポエチン(ESA)製剤が合成され、腎性貧血の治療は飛躍的に改善しました。最近は、HIF-PH(低酸素誘導因子プロリン水酸化酵素)阻害薬という経口薬剤も発売されました。（Q29参照）

5. 皮膚症状

皮膚乾燥や色素沈着、掻痒症がみられます。原因はわかっていませんが、透析されにくい物質の皮膚沈着のためと言われています。根治治療がないため、対症療法を行います。（Q32参照）

6. 感染症

感染症は透析患者さんの死因の第2位で、透析を続けることや栄養状態が低下することで感染に対する抵抗力が落ち、通常は感染しないような細菌やウイルスに感染してしまいます。これを日和見感染と言います。基礎体力をつけることで抵抗力を維持するのが一番ですが、高齢者や日常生活の活動度（Activity of Daily Living: ADL）が低下した患者さんでは対処が難しいです。（Q27参照）

7. 腎嚢胞とがん化

透析歴が長くなると、多発性腎嚢胞でなくても腎臓に嚢胞ができ、嚢胞内に出血・感染を起こして血尿や発熱、背部痛をきたしたりします。また、腎がんが発生することがあります。無症状の場合も多いので、定期的に画像診断を行うことが大切です。

合併症の多くは、食事管理や薬物療法により発症や重症化を防ぐことができるので自己管理に努めるように指導しましょう。（Q31参照）

8. サルコペニア（骨格筋量の減少）・フレイル（虚弱・衰弱）

サルコペニアやフレイルは、認知症や転倒、疾病による機能障害に陥って介護が必要になる直前の状態と正常状態の中間にあたる心身状態を示す概念を言います。血液透析患者さんでは、このような状態になりやすいのです。予防する両輪は、運動（体を動かすこと）と適切な栄養（食事）です。

Q27

透析患者さんに結核などの感染症は増加していますか？
肝炎ウイルスやMRSAはどうですか？　他の患者さんや
私自身が感染しないようにするにはどうしたらよいですか？

1.　透析患者さんに結核などの感染症は増加していますか？

　結核に罹患する患者さんは増加傾向にあります。早期発見・治療が、最も重要です。透析患者さんは、皮膚のツベルクリン反応が消失または減弱していること（アネルギー）も多く、診断が一層難しくなりやすいと言われています。結核と診断されるまでの間が危険な感染源となるが、いったん抗結核治療が始まれば比較的速やかに（2〜3週）感染源でなくなります。

　排菌のある患者さんでは、隔離透析のできる施設へ速やかに転院させなければなりません。しかし、転院先が見つからない、あるいは患者さんの状態で転院できない場合は個室（独立した空調で、空気が流出しないように陰圧にし、空調が独立していない場合は空調を止め、ドアは閉め一般病室への空気の拡散がないようにする）で透析を行うか、それが不可能であれば時間帯を他の透析患者さんとずらして行います。その際、スタッフは微粒子用（N95規格）のマスクおよびガウンを着用し、頻回の換気を行う必要があります。移送の際は、患者さんにサージカルマスクを着用してもらいます。

　結核は、飛沫感染（空気感染）であり、通常排菌陽性の肺・気管支・咽頭結核患者のみが感染源となります。透析患者さんでは、呼吸器以外の肺外結核（結核性胸膜炎、胸水）が多いとされており（健常者の約10倍）、胸部X線異常を呈することなく病巣が全身に播種していることもあります。しかし、これが伝染する可能性は低いと言われています。また、シーツや食器などに付着した結核菌は感染源とならないので、これらを特別に処理する必要はありません。

2. 肝炎ウイルスやMRSAはどうですか？

　肝炎ウイルス（B型肝炎ウイルス、C型肝炎ウイルス）に関しては、血液製剤に対するスクリーニング検査の進歩やエリスロポエチン（ESA製剤）療法の普及による輸血の機会が減ったことなどにより減少しています。血液媒介感染症であり、最も注意が必要な感染症です。ウイルス陽性患者の体液が接種された場合や傷のある皮膚あるいは粘膜への接触によって感染します。また、これらの体液で汚染された器具や手袋、包帯を介しても感染が起こり得ます。なかでも、B型肝炎ウイルスは感染力が強く、劇症肝炎を起こしやすいと言われています。

　感染患者対策としては、肝炎ウイルス陽性の患者さんはベッドを一定の位置に固定します。透析のシフトごとに機器の消毒とリネンの交換を行い、処置するスタッフはシフトごとに固定し、透析開始・終了の順番も考慮すべきです。聴診器や体温計、血圧計なども専用とした方がよいでしょう。血液や体液で汚染されたものを扱う場合は、その都度新しい手袋に換え汚染部は直ちに消毒しましょう。血液・体液に接触したときは、接触時と6週間後にHBsAg、HBsAb、HCV-RNAを検査しましょう。

　一方、MRSA（メチシリン耐性黄色ブドウ球菌：多くは、メチシリンのみならず多くの抗菌薬に耐性を示す多剤耐性菌）は増加傾向にあります。健常人や合併症のない患者さんでは問題になることは少ないのですが、重い合併症のある患者さんや高齢者、術後の患者さんが感染すると重篤になることがあります。医療スタッフの手指により伝播する接触感染であることが多いと言われていますが、喀痰による飛沫感染も知られています。

　患者さんへの対応はMRSAの感染症を発症しているのか、単なる保菌者であるのかによって異なります。この区別は臨床症状や炎症反応（CRP、赤沈）などの検査所見により判定します。感染症発症患者さんに対しては、個室での隔離透析が理想ですが、不可能な場合はベッド固定でも可とします。処置を行った後は十分な手洗いをし、聴診器や体温計、血圧計は専用とします。他の患者さんへの感染防止のため、スタッフは予防衣・マスク・手袋の着用が必要なこともあります。隔離を行う場合は、患者さん・家族に対し十分説明し、理解と同意を得なければなりません。保菌者に対しては、隔離の必要はありませんが、手洗い、専用の器具は感染者と同様に扱います。

3. 他の患者さんや私自身が感染しないようにするにはどうしたらよいですか？

これらの感染症に対し感染予防を行うためには、各施設ごとに感染対策委員会を設置し、すでに感染している患者さんへの対応の仕方や感染発生時にその拡大を防止する対策のマニュアルを作っておく必要があります。

Q28
私、針刺し事故を起こしてしまいました。どうしたらよいですか？

針刺し事故とは、「汚染源患者の血液が付着した医療器具（注射針、メスなど）により、医療従事者の皮膚を損傷し、かつその傷が皮下に到達していること」と定義づけられます。針刺し事故発生時には、まず受傷部位から血液を絞り出し、流水で十分に洗うことが基本です。次に、汚染源患者の血液にウイルス感染が認められた場合には、以下のような処置を受けます。

1. B型肝炎ウイルス（HBV）による汚染血液の場合：0.1％次亜塩素酸ナトリウムで傷口を消毒します。直ちに医療従事者のHBs抗原・抗体を検査して、必要であれば中和抗体の抗HBsヒト免疫グロブリン（HBIG）をできるだけ速やかに、原則として48時間以内に投与します。医療従事者のHBs抗原・抗体検査が直ちにできない場合は、とりあえずHBIGをすぐに投与します。感染力の高いHBV保有者からの感染では、HBIGのみでは効果が不十分なので通常HBワクチンも併用します。

2. C型肝炎ウイルス（HCV）による汚染血液の場合：いまだ中和抗体やワクチンがなく、感染予防対策は確立していません。傷が浅く、受傷部位の出血がにじむ程度であれば、肝炎発症の可能性はきわめて低いので、無処置のまま肝機能検査を行う程度でよいとされます。具体的には医療従事者の肝炎ウイルスマーカーを含めた検査を行い、肝炎のないことを確認し

ます。肝機能検査（AST、ALT）および第2世代のHCV抗体の測定を、初めの3ヵ月は2週間おきに、その後は月に1回行い、6ヵ月～1年まで経過観察します。経過観察中にAST・ALTに異常を認めた場合には、HCV-RNAを測定し陽性の場合は針刺し事故によるC型肝炎と考え、労災としてインターフェロン（IFN）による治療を開始します。

わが国では、IFNフリー、内服薬のみで治療可能なdirect-acting antivirals（DAA）が使用可能となり、C型肝炎は大きな副作用なく根治できる時代になりました。

3. エイズウイルス（HIV）による汚染血液の場合：感染率はきわめて低く、0.5％以下であるとされています。グルコン酸クロルヘキシジンアルコール（ヒビテン®アルコール）、ポビドンヨード（イソジン®）、消毒用アルコール、または0.1％次亜塩素酸ナトリウムなどで傷口を消毒します。医療従事者のHIV抗体検査を事故直後、1、3、6ヵ月後および1年後に実施します。

Q29

貧血の治療に使われるエポ（EPO）とは何のことですか？なぜ貧血が起こるのですか？

1. 貧血の治療に使われるエポ（EPO）とは何のことですか？

エリスロポエチン（erythropoietin・EPO）は、166個のアミノ酸から構成される分子量30,400の糖蛋白質です。その産生部位は主として腎皮質のperitubular capillary endothelial cells（エリスロポエチン産生細胞）です。最近では、これらの細胞は近位尿細管と遠位尿細管が位置している部分の間質の狭い部分にあり、peritubular fibroblast like細胞とされています。腎臓で約90％産生されますが、残りの10％は肝臓で産生されていると考えられています。EPOは、造血前駆細胞に働いて赤血球産生を調節する造血因子（ホルモン）です。低酸素状態になると、酸素センサーが感知して、腎でのEPO産生が亢進し血中EPO濃度が高値となり、骨髄での赤血球産生

が促進されます。そのため、循環赤血球量が増加し低酸素状態が是正され、生体でのホメオスターシスが保たれます。

2. なぜ貧血が起こるのですか？

　低酸素に伴い酸素センサーが作動するには、2つの機序があります。一つは、①動脈血酸素分圧低下により、二次的に組織および静脈血酸素分圧で作動する機序（hypoxic hypoxia）、他の一つは、②動脈血酸素分圧は正常であるが、組織および静脈酸素分圧が低値である場合で、いわゆるanemic hypoxiaで作動する機序です。ともにこれらの機序により造血が作動しますが、hypoxic hypoxiaの機序においては、ヘマトクリット（Ht）が正常レベルまで増加すると造血能は低下することから、動脈血酸素分圧濃度は直接にEPO産生に関与することなく、局所の酸素分圧がEPO産生に関与していると考えられています。

　このようにEPOは、赤血球産生刺激による臓器の低酸素状態改善を介して、腎機能低下遅延作用（腎保護作用）や心機能改善、脳循環改善、骨格筋機能改善作用、免疫系調節作用など生体にとってきわめて有利な薬理作用をもちます。このため、1950年代よりその開発のための研究が盛んになされてきましたが、1977年に熊本大学の宮家隆次博士がEPOの純化に成功し、1985年にそのサンプルを使って遺伝子組み換え型のEPOの作製が達成されました。これによりEPOは医薬品となりました。最近では、ESA製剤（赤血球造血刺激因子製剤：天然EPOと類似の構造をもつペプチド製剤の総称）は国内で5本の指に入るほど普及した医薬品にまで成長しています。

　健康保険の適用が認められている使用法としては、1990年4月から腎透析施行中の貧血患者の治療薬として、次いで1994年から透析導入前の腎性貧血患者の治療と自己血輸血療法の補助手段としての適用があります。さらに1995年には、未熟児貧血への適用も許可されています。

　米国では1997年にNKF/DOQI（National Kidney Foundation, Dialysis Outcomes Quality Initiative）によるガイドラインが示され、欧州ではその結果を反映させ1999年にEBPG（European Best Practice Guidelines）が発表されています。NKF/DOQIガイドラインの治療目標値はHt 33〜36％、Hb 11〜12 g/dL、EBPGではHt 33％以上、Hb 11 g/dL以上とされています。

わが国では、日本透析医学会レベルでの「2015年版　慢性腎臓病における腎性貧血治療のガイドライン」が発表され、腎性貧血の目標値が示されています（**表4-2**）。

　EPO（ESA製剤）の副作用としては、高血圧や痙攣、血栓症、頭痛、動悸などがあり注意が必要です。腎不全における腎性貧血の成因の主なものは、このEPOの産生障害による造血能の低下ですが、その他腎不全時には尿毒症性毒素（副甲状腺ホルモンや生体アミン）による造血障害や赤血球の破壊、血小板機能の低下による出血の合併、腎不全に至る原疾患や急性腎不全・慢性腎不全の経過により腎性貧血に進展がみられます。急速進行性糸球体腎炎や急性尿細管壊死などによる腎不全例では、慢性腎不全に比べ貧血は急速です。また嚢胞腎では、他疾患の慢性腎不全例に比べて、貧血は軽度であると報告されています。最近は、HIF-PH阻害薬という経口剤が使用できるようになりました。その他には、亜鉛（Zn）の不足による貧血もみられます。

表4-2　腎性貧血の目標値

- ●目標Hb値
    - ・血液透析患者　10～12 g/dL
    - ・保存期慢性腎臓病、腹膜透析、腎移植患者　11～13 g/dL
- ●ESA製剤を使用している**腎性貧血患者**に対して
    フェリチン＜100 ng/mL かつTSAT＜20 ％の場合には鉄補充を推奨する。
- ●ESA製剤を使用している**腎性貧血患者**に対して
    以下の条件を満たす場合には鉄補充療法を提案する。
    - ・鉄利用率を低下させるような病態が認められない場合
    - ・フェリチン＜100 ng/mL または TSAT＜20 ％の場合
    - ・フェリチン値が300 ng/mL 以上となる場合は鉄補充療法は推奨しない

（2015年度版慢性腎臓病患者における腎性貧血治療ガイドライン）

Q30

長い間、透析を受けていると骨にどのような影響が出てくるのですか？ また、「透析アミロイドーシス」についてわかりやすく教えてください

1. 長い間、透析を受けていると骨にどのような影響が出てくるのですか？

慢性腎不全に伴う骨病変を総称してCKD-MBD（旧称：腎性骨異栄養症、腎性骨症）と言います。異栄養とは栄養失調のことですが、簡単に言えば骨の栄養失調で骨塩量が少なくなり骨折しやすくなるなど、もろくなった状態のことを言います。腎臓はカルシウム（Ca）・リン（P）の調節、ビタミンDの合成、副甲状腺ホルモン（PTH）の代謝やアルミニウム（Al）の排泄に関与しているため、腎機能の低下に伴い骨代謝に異常をきたしやすいのです。

骨は、常にカルシウムやリンが付いたり離れたりを繰り返しています。これを"骨代謝回転"と言います。PTHは、カルシウムやリンを調節する働きをもつホルモンで、高回転骨では血清リン値が高くなるとPTHが分泌されて尿細管におけるリンの再吸収を低下させようとし、また低カルシウム血症が持続するとPTHの分泌が盛んになり、骨を溶かして血清カルシウム値を一定に保とうとしますが、そのために骨はもろくなります。また、血清カルシウム・リンともに高い状態が続くと、関節の周囲や動脈、肺、眼などにリン酸カルシウムが沈着（異所性石灰化）します。

一方、低回転骨（無形成骨）では、骨代謝回転の低下のために骨という血清カルシウム値を調節する緩衝器官が働かず容易に高カルシウム血症をきたし、軟部組織に対する異所性石灰化が起こりやすくなります。しかし、骨に関する限り骨代謝回転は低いものの骨塩量や骨構造は保たれており、骨折頻度も少ないと言われています。

2. また、「透析アミロイドーシス」についてわかりやすく教えてください

透析アミロイドーシスは透析歴10年以上の長期透析患者さんに多くみられ、その原因にはいろいろなものがあげられています（**表4-3**）。骨・関節部位を中心にβ_2-ミクログロブリン（β_2-MG）を前駆物質とするアミロイドが沈着することによってさまざまな病変が引き起こされます。β_2-MGの排泄経路は腎だけであり、腎不全では時間の経過とともにβ_2-MGが蓄積することになります。

アミロイドの沈着によって手指が自由に曲がらず激しい痛みを伴う手根管症候群や破壊性脊椎関節症、骨囊胞などの骨関節障害などを総称して、透析アミロイドーシスと言います。手根管症候群（**図4-1**）は手の知覚鈍麻、疼痛を主症状とし、夜間あるいは透析中の症状増悪が特徴的であり、正中神経伝達速度の測定で診断できます。通常は手術による正中神経圧迫解放を行います。指の進展筋の腱鞘炎が起こるとバネ指をきたします。関節症は、肩・膝・肘・股関節など大関節にもしばしば起こります。骨囊胞は、上腕骨や骨頭、寛骨臼、大腿骨骨頭および頸部、手根管にも起こり、病的骨折の原因になります。脊椎関節症は主に頸椎を侵し、しばしばβ_2-MGアミロイド沈着を伴います。ハイパフォーマンス膜の使用やHDF（血液透析濾過）、HF（血液濾過）や選択的吸着カラムを用いた血液吸着などの施行により、β_2-MGを積極的に除去する対策が試みられています。

表4-3 透析アミロイドーシスの主な原因

疫学的調査で直接的な関係が報告されていないもの
透析開始年齢が高い（40歳以上）
透析年数が長い（10年以上）
透析膜の生体非適合（再生セルロース膜）
透析膜の中大分子透過性が低い（low-flux膜）
透析液の微生物学的純度が低い（エンドトキシン高値）
アポリポ蛋白E遺伝子多型（$\varepsilon 4$を有する）
β_2-MG値に影響を与えることから間接的に推測されるもの
透析時間（透析時間が短い）
残存腎機能（GFR 1 mL/min以下）
代謝性アシドーシス（酢酸透析液）

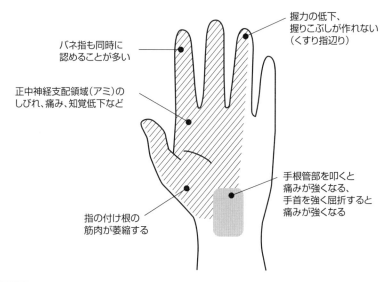

バネ指も同時に
認めることが多い

握力の低下、
握りこぶしが作れない
（くすり指辺り）

正中神経支配領域（アミ）の
しびれ、痛み、知覚低下など

手根管部を叩くと
痛みが強くなる、
手首を強く屈折すると
痛みが強くなる

指の付け根の
筋肉が萎縮する

図4-1 手根管症候群の症状

Q31
長い間、透析を受けていると腎臓や胃、腸にがんができやすいのですか？

　日本透析医学会の統計によると、透析患者さんの2019年の死亡原因は心不全（22.7％）、感染症（21.5％）、悪性腫瘍（8.7％）が多く、次いで脳血管障害（5.7％）によるものは4番目に多くみられます。この割合の年次推移（図4-2）をみると、心不全と脳血管障害によるものは若干の減少傾向がみられ、1995年より感染症が脳血管障害を超えて第2位となっている以外は、悪性腫瘍が占める割合は8％前後で推移しておりほぼ一定していると言えます。

　透析患者さんにおける悪性腫瘍の発生率は非透析患者さんに比べ高く、平均的には男性で3倍、女性で4倍の発生率であると報告されています。悪性腫瘍の発生部位を比較したものでは、非透析患者では肺がんが多く、透

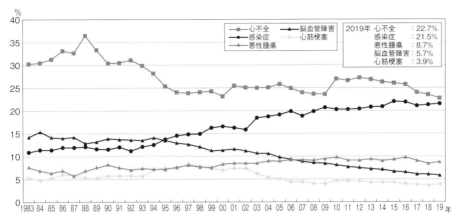

図4-2 慢性透析患者　死亡原因割合の推移，1983-2019

「わが国の慢性透析療法の現況（2019年12月31日現在）」（日本透析医学会，2020年出版，東京）より

析患者では大腸がんが多いというものや消化器系がんの占める比率が高く、胃がん・大腸がんが1・2位を占めているという報告もあります。透析歴が10年を超えた患者さんでは、胃がんや大腸がんの発症率が急に上昇するとの報告もみられます。

　その他にも、慢性腎不全により萎縮した腎臓では後天性腎嚢胞ができやすく、経過とともに嚢胞の数は増加し腎臓のサイズも増大して（多嚢胞化萎縮腎）、そこから腎がんが発生しやすいことが知られています。透析患者さんの腎がんは81％がこの嚢胞と関連したもので、腎尿細管から発生してがん化すると考えられています。透析10年以上の群では10年未満の群に比べ、3.6倍年間腎がん発生率が高いという報告もあり、長期透析例ほど嚢胞の増加とともにがん化の割合が増加すると考えられています。男女比では男性に好発し、女性の4倍と報告されています。また、この腎がんは症状に乏しいためスクリーニングで診断されることが多く、症状出現時には進行した形で発見されます。診断の手がかりは、超音波検査やCT検査、症状出現によることからも、定期的なスクリーニングにより早期発見に努める必要があります。

透析患者さんに悪性腫瘍が好発する理由はまだ十分には解明されていません が、種々の発がん性物質や尿毒症性毒素の蓄積、細胞性免疫能の低下、 フリーラジカルによる DNA 損傷などが考えられています。これらのことから、 透析患者さんには消化器や腎臓にがんができやすく、長期透析例でその頻 度が多くなると言えます。また、症状が出現してからでは進行していること が多いということを踏まえ、定期的なスクリーニングにより早期発見に 努めることが大切です。

Q32

透析患者さんはよく体の痒みを訴えます。それはなぜ起 こるのですか？　また、どのように治療するのですか？

1. 透析患者さんはよく体の痒みを訴えます。それはなぜ起こる のですか？

　痒み（透析掻痒症）は透析患者のなかでも最も訴えの多い自覚症状で、 患者さんの6〜8割にみられます。痒みを伴う皮膚症状には、痒みのみの皮 膚掻痒症の状態から、乾皮症（皮脂欠乏症）や掻破性湿疹あるいはそれら に伴う二次的病変などがあります。掻痒症は多くの場合は慢性かつ全身性で、 特に背部・四肢・シャント部に多くみられます。日中よりも夜間に強くなっ たり（帰宅時・入浴時・就寝直後などでほっとしたり、体温が上昇したと きなど）、透析中や透析直後に強くなったり（透析液・透析膜や体動制限な どの身体ストレスなどによる）、あるいは一日中痒いと訴える人もいます。

　透析患者さんの痒みの原因としては、さまざまなものが考えられます。 まずは皮膚自体の異常として、角質水分量の低下や発汗低下による乾燥傾 向が著しいということがあげられます。角質水分量の低下と痒みは相関す るという報告があります。一般に乾燥皮膚では痒覚神経線維が多数表皮上 層まで侵入してきており、外因刺激や掻破により表皮が傷つくと神経ペプ チドが遊離して痒みを起こすと言われています。また、もう一つの皮膚異 常としてマスト細胞の増加がみられます。このマスト細胞からは、ヒスタ

ミンなどの痒みのメディエーターが遊離して痒みを起こします。このヒスタミンは、透析で除去されますが、透析患者さんにおいては産生量が除去量を上回っていると考えられます。その他、皮膚における微小血管障害やカルシウム・リン・マグネシウムなどの電解質の蓄積、皮膚pHの上昇が痒みに関与していると考えられています。

　次に、血中の尿毒症性毒素が痒みの原因であるという説もよく知られています。しかし、高性能ハイパフォーマンス膜を用いた透析で痒みが軽減することから、痒みの原因は尿毒症性毒素のような低分子量物質ではなく、通常の透析では除去できない中分子量物質や低分子量蛋白ではないかと言われています。その他、二次性副甲状腺機能亢進症とそれに伴う副甲状腺ホルモン高値の状態（副甲状腺ホルモンは、マスト細胞を増殖させヒスタミン遊離を促す作用がある）や、また透析自体により免疫アレルギー反応が賦活化されることも痒みの原因と考えられています。

2.　また、どのように治療するのですか？

　透析掻痒症にはこのようにさまざまな原因が考えられるので、痒みのキュア・ケアにも多くのアプローチ（薬物療法、透析条件の改良、生活指導）が必要です。

・**薬物療法**：基本は外用薬で、皮膚乾燥の予防と改善のため保湿剤を塗布し角質の水分保持能を助けます。保湿剤としては、白色ワセリンや尿素軟膏・ローション、ヘパリン軟膏などがあります。軽度の乾燥・掻痒なら、これのみで緩和されます。次に、湿疹は認めないが掻破痕があるような場合には、保湿剤に加えて抗ヒスタミン軟膏を使用します。さらに、湿疹や皮膚炎を伴う場合は、炎症を抑えるためにステロイド外用薬を用いますが、ステロイドにはマイルドなものから強力なものまであります。ステロイドは、症状の程度や部位により選択する必要があるため、皮膚科専門医の指導のもとで使用すべきです。また、抗ヒスタミン薬や抗アレルギー薬の内服薬を補助的に使用することもありますが、ドライスキンを示す皮膚の痒みには奏効しないことも多いのです。チクチク、ヒリヒリなど神経過敏様症状に対し、抗不安薬の内服をすることもあります。

・**透析条件の改良**：透析不足が痒みの原因と考えられる場合は、ダイアライ

ザーの変更など透析量の増大やカルシウム・リンのコントロールが必要で
あり、通常の透析では除去困難な痒みの原因物質である中分子量物質を除
去するために血液透析濾過（HDF）という方法をとることもあります。

・**生活指導**：痒みのケアには薬物療法や透析条件の改善のみに頼らず、看護
サイドからの生活指導が大切です。特に乾燥皮膚に対するスキンケアが重
要で、ドライスキンでは汗腺数が低下して機能も低下しており、明らかな
痒みが現時点でなくても日頃から保湿に関するケアは必要です。入浴には
保湿剤入りの入浴剤を用いて、皮脂が失われないように乾燥の強い部位に
は脱脂力の強い石鹸は用いない、ナイロンタオルでごしごし擦らないなど
を指導します。透析中の体動制限などによるイライラや透析患者特有の不
安に対する精神的サポートも必要です。

5章

生活指導（食事指導・運動サポート）と
体重管理

Q33

血液透析患者さんの食事内容の基本について教えてください。
また、運動サポートはどのようにしたらよいですか？

1. 血液透析患者さんの食事内容の基本について教えてください

　ダイアライザーの性能の向上と透析技術の進歩により、血液透析患者さんの食事制限は以前より緩和されてきています。しかし、透析中の血圧の著しい低下（高度低血圧）やさまざまな不均衡症候群（Q21参照）の出現、長期的には心不全や虚血性心疾患、血圧異常、骨病変などの合併症を防ぐために栄養管理（食事内容の充実）は大変重要です。腎臓病食品交換表は、食事にバラエティをもたせながら腎臓病の食事療法を長期にわたってコントロールできるよう考えられたものなので、有効に用いるよう勧めましょう。また食事は毎日のことですから、患者さんに何か疑問があれば看護師や医師、管理栄養士に相談するよう勧め、日頃の食事内容を記載してもって来てもらうのもよいでしょう。

＜食事療法の原則（基本）＞

①エネルギーは35〜45 kcal/kg標準（目標）体重/日と十分に摂取し、蛋白質が体内で合理的に利用できるようにします。肥満者の場合は減じますが、一般にエネルギーが不足すると、それまで体内に蓄えられていた蛋白質が利用・分解（異化の亢進）され、体内に尿素窒素などの分解産物がたまってしまいます。

②たんぱく質は1.0〜1.2 g/kg標準体重/日とします。たんぱく質は血や肉になるだけでなく、体のあらゆる部分に必要な最も重要な栄養素です。蛋白価（プロテインスコア）の高い良質なもの（例えば、肉、魚、卵）をとります。

③塩分5〜7 g/日、飲水量400 mL＋尿量とします。塩分（食塩）の量は高血圧や心不全合併の有無により調整します。また、透析間の体重増加を抑えるためにも塩分の摂取を控える必要があります。調味料としてソースやトマトケチャップ、減塩しょうゆ、減塩ソース、減塩みそなどを用います。減塩の素材は、食塩が少ないのでいたみやすいため、缶詰めにしたものも利用すべきです。魚の干物、漬け物などの加工食品やハム・ソー

セージ・かまぼこなどの練り製品には塩分が多く含まれているため、できるだけ避けましょう。バターやマーガリン、パン、麺類にも塩分が含まれます。外食は、一般に塩分が過剰になりやすいので注意が必要です。飲水量は、透析前後の体重や心胸郭比（CTR）、尿量、浮腫の状態などによって変化させます。

④リン摂取量1,000 mg/日以下、カルシウム摂取量600 mg/日以上とします。長期の透析療法の合併症であるCKD-MBDには、線維性骨炎や骨軟化症、骨粗鬆症、骨硬化症などがありますが、こうした病気を防ぐためにカルシウムを十分とり、リンを控えることが大切です。リン含有量の多い食品として、卵黄やチーズ、ハム、ソーセージ、米、大麦、いも、種子類などがあります。

⑤高カリウム血症は不整脈など致死的な合併症の原因となるため、しっかり制限します。高カリウム血症の予防には十分なエネルギーをとるとともに、カリウム含有量の多い食品、例えば新鮮な果物や野菜、生ジュース、インスタントコーヒー、煎じ薬などを控えます。また、ふつうに用いる程度の香辛料は、使ってもかまいません。食欲のない患者さんには、食欲を増すために香辛料をうまく利用することが大切だと考えられるようになっています。レモンなどの酸味やねぎ、しょうが、スパイスなどで食事に変化をつけましょう。

⑥脂質（コレステロール）の摂取増加は動脈硬化の原因となるので、注意が必要です。貧血の進行を防ぐため、遺伝子組み換えヒトエリスロポエチン（ESA製剤：エポジン®、エスポー®、ネスプ®、ミルセラ®）の投与を行うとともに、バランスのとれた食事、鉄分の摂取を心掛けなければいけません。

2. また、運動サポートはどのようにしたらよいですか？

これまで腎臓病と言えば、薬物療法と安静が治療の基本とされてきました。しかし近年、運動が腎機能の維持・改善、透析療法への移行抑制、さらには生命予後の改善にも役立つことがわかり、運動療法への期待が高まっています。そこで、看護師も透析患者さんに軽めの運動や透析中に行える運動サポートにも知識をもってもらいたいです。運動の種類や強度、継続時間、実施頻度は、医師によって決められますが、体を動かすこと・立つ（起立）

こと、歩くことが基本です。また、無理強いすることなく体調に合わせた運動が勧められます。具体的な運動内容は、拙著「慢性腎臓病・透析＆糖尿病の運動サポート」（法研、2019年7月）をご覧ください。

> ★註）トレーナー（健康運動指導士）の役割とは？
> 　透析患者さんは、身体機能低下やサルコペニア・フレイル（Q26）を予防するために、運動療法を行うことが大切です。トレーナー（健康運動指導士）は、患者さんにあった運動強度や運動回数、透析中に可能な運動、非透析時に可能な運動などについて立案し、実施のサポートをしています。もちろん、運動における注意点も患者さん・家族に説明します。

Q34

透析前に体重が大変多くなっている患者さんがいらっしゃいます。どのくらいまでの増加ならよいのでしょうか？

　透析間の体重増加の可能な量は、患者さんの状態によっても変化しますが、一般に提唱されているのは、ドライウェイト（DW）の3％を目標とし、5％までを許容範囲としています。しかし、この量はそれぞれの心筋の予備能や血管の状態、合併症によっても異なります。日本透析医学会統計調査委員会の調査では、体重減少率が4～6％を超えて上昇すると死亡の危険性が増大するとされているので、体重増加は4～6％未満に抑えることが望ましいことがわかります。

　過剰な体重増加により過剰な除水が必要になると、透析中低血圧が生じ心臓に大きな負担がかかります。透析患者さんの死因の第1位は心不全であり、うっ血性心不全が多くを占めます。うっ血性心不全とは、種々の原因で心臓の筋肉が疲労して死滅していき、心臓の働きが弱って血液が十分体中に送れなくなってしまう状態を言います。その原因の一つとしては、著しい溢水状態の持続、つまり多量の血液を送り出すために心臓の筋肉が過度に疲労してしまうことがあげられます。これは、増加した体重の半分

以上は血管内に溜まるため、透析間に過剰に体重が増加すると、心臓はその血液を送り出すために大きな負担を受けます。例えば、血液量が5Lの人に2Lの水分が血管内に入ったら、血液は40％の増加になります。こういった心臓への負担が長年続くことが、うっ血性心不全の原因となるのです。ここに体重増加を抑えるべき理由があります。

　また、過剰な体重増加により過剰な除水が必要になると、透析中低血圧が生じます。これは、1回の透析で除去される体液量が循環血漿量に比べて多いことの表れでもあります。透析中の血液量は、血管周囲から血管内への体液の急激な補充によって維持されています。血液量が減少すると、心臓への血液充満が低下して心拍出量の低下を引き起こし、ついには低血圧をきたします。つまり、透析中は除水速度よりも血管外から血管内への水分の移動速度（plasma refilling rate）が遅く、その差は除水速度が速いほど大きくなります。したがって、透析間の体重増加が大きいため透析中の除水速度を速めに設定しなければならない場合には、血液量が高度に減少し、これに伴い心拍出量が交感神経の代償能を超えるほどに低下して血圧は下降します。

　透析患者さんの体重増加を抑えるためには、水分摂取量を抑えるとともに塩分摂取量をコントロールすることが必要です。1日の塩分摂取量は7g以内に控えることが望ましいとされています。体重増加が6％以上の場合には、その原因は食事摂取量が多すぎるのか、あるいは塩分摂取量が多いことが考えられます。このような場合はnPCR（蛋白異化率）が適正か、あるいは塩分摂取量が多いのかを判断し、原因に即して患者さんに食事指導を行うのがよいと思います。これに対して、体重増加が3％未満の場合は、残存腎機能が存在するために体重が増加しないのか、食事摂取量が極端に少ないため体重が増えないのかを判断し、前者の場合は放置していてもよいですが、後者の場合は栄養状態を改善させるため、患者さんに食事摂取量を増やすよう勧める必要があります。栄養不良が続くと創傷治癒の遅延や易感染性が現れやすくなります。栄養状態は生命予後を決定する大きな因子であり、栄養状態を保つことは、体重増加を抑えることとともにとても重要です。

★註) nPCR（normal protein catabolism rate: 蛋白異化率）とは？
　体重１kgあたり１日に産生される尿素窒素の量で、食事におけるたんぱくの摂取量を反映します。最近は、透析後・次回透析前の尿素窒素（BUN）濃度や透析終了後から次回透析までの時間、体重、身長を入力することで機械的に計算値が得られます。目標値は、0.9 g〜1.4 g/kg/dayです。

Q35
体重が増加するとどのような症状がみられますか？

　体重が増加すると下腿や上眼瞼などを中心に浮腫(むくみ) が認められるようになり、血圧上昇（高血圧）も現れやすくなります。さらに増加すると、浮腫（むくみ）は全身的に認められるようになるとともに高血圧も増悪します。その後、患者さんの心機能や栄養状態（血清アルブミン値など）にもより異なりますが、一般的な傾向として肺水腫やうっ血性心不全の症状（湿性咳や痰、呼吸困難感など）が出現しやすくなります。この時期の理学的所見としては、胸部Ｘ線で胸水の貯留や肺門部血管影の増強などの所見が認められます。このような状況を回避するためには、患者さんへの水分摂取量に関する食事指導が大変重要です。この水分摂取量に関して検討する際、透析スタッフはドライウェイト（DW）を慎重かつ厳密に設定することが大切です。DWとは、身体に余分な水分が貯留しすぎないようにするために、血液透析や腹膜透析を施行する際にその除水の基準となる体重であり、心胸比(CTR)や血圧、浮腫（むくみ）の有無・程度、心臓超音波（エコー）検査、心房性ナトリウム利尿ペプチド（hANP）値などの客観的観点から判断されます。一般的に、中２日でDWの５％以内、中１日でDWの３％以内の体重増加に抑えるのが望ましいと言われています。

　この体重増加量に関係するのは、飲水量と尿量であり、尿量がほとんどない場合（無尿100 mL/日以下）には、飲水量がほぼ体重増加量に相当することになります。残腎機能が比較的あり尿量が比較的保たれている患者

さんでは、体重の増加量は飲水量より少なくて済みます。しかしながら、尿量減少のスピードは患者さん個々でかなりの差があるが、尿量が相当量にまで減少すること自体を回避することは難しいため、透析導入時から患者さん・家族には、飲水量制限へのご理解とその習慣をもっていただくことが大切です。

Q36
体重が多いとき、ドライウェイトから何キログラムまで残してもよいのですか？

透析間の体重増加が多い患者さんに接し、対応に苦慮することは多いかと思います。この問題を考えるためには、通常行われる1回の透析での除水量について理解することが大切です。

・**透析中の除水量**：主に透析時間×限外濾過量（ultrafiltration rate: UFR）で規定されます。時間あたりの除水量になるUFRは、患者さんの状態（年齢や合併症の有無）により調整が必要です。通常、年齢が若く特に合併症をもたない維持透析の患者さんには、最大UFR（Max UFR）は1.0で設定可能ですが、高齢者や心臓などに合併症をもつ患者さんでは、UFRを高く設定しすぎると透析中の血圧低下につながることがあります。そのため、UFRをより下げて設定することになります。患者さんがどのくらいのMax UFRを設定可能かどうかで、その人が1回の透析で最大どのくらい除水可能かが決まってきます。しかし、これはあくまで目安であり、安全に透析を施行するためには、透析間の体重増加を少なくすることが非常に重要です。週3回の血液透析患者で検討したわが国の成績では、2.0〜4.0％の体重減少率（除水量の体重比）を対照とした場合、6％以上の群で死亡のリスクは有意に増加し、10％以上では約2倍に達したという報告があります。つまり、理論的には体重の5％以上の除水が可能な患者さんであっても、大量の除水は生命予後を悪くする原因になりうるということです。特に糖尿病患者

さんでは、透析間体重増加と予後の悪化との関連性が言われています。

・**安全に透析が施行できる目安**：体重増加量が中2日の透析でドライウェイト（DW）の5％以内、中1日で3％以内が目安です。急激な除水は、心臓に負担をかけ生命の危険を伴う恐れがあります。高齢者や心臓などに合併症をもつ患者さんは、透析中の血圧低下を起こしやすいので注意が必要です。特に週明けの透析日では、中2日透析があくため体重増加が多く、除水量が多くなりがちです。患者さんには、体重管理の重要性を常に説明することが大切です。

・**DWから残った体重**：これは、体にとって余分な水分です。それがどのくらい残っても大丈夫かというのは、患者さんの病態により異なるため一概に説明するのは難しいです。高齢者や合併症をもつ患者さんでは余分な水分の負荷の影響を受けやすく、体液過剰によるうっ血性心不全や肺水腫を合併し命に関わる事態に陥ることもあり注意が必要です。

　どのくらいの体重をDWから残しても安全かということについて、具体的な数値は提唱されていませんが、経験的に高齢者や合併症をもつ患者さんの場合はDWの1％以内にとどめておくのが安全です。若年で合併症のない患者さんであっても、2％を超えないように、普段から体重管理の重要性を理解いただくことが大切です。あくまでこの目安は、週明けの特に体重増加が多いときでのものであり、週末で次回の透析まで2日間あく場合にはできるだけDWに近づけることが重要です。

・**特に体重増加が多い場合の対応**：透析時間の延長や体外限外濾過法（ECUM）の併用を行う場合があります。また、どうしてもDWから大幅に体重が残る場合には、例外的に透析を週4回行うこともあります。しかし前述のように、大量の除水は患者さんの生命予後を悪化させる恐れがあり好ましくありません。普段から透析スタッフは飲水量の管理や食事のとりかたについて患者さんに説明し、理解いただくように努力することが大切です。管理栄養士からのコメントも大切です。

Q37

透析の前日にサウナに行って減量するのはよいのでしょうか?

　透析患者さんがサウナに行くことはいけないことではありません。適度な温度のお風呂にゆっくりと入ることは、問題はないと思います。しかし、高血圧や心疾患（狭心症、心筋梗塞）などの動脈硬化性疾患を合併していることが多いので、減量のために高温サウナで長時間大量に汗をかくことは、体液を減少させ血圧の低下を招く可能性や血管内の脱水により心筋梗塞や脳梗塞などの危険性が高くなる可能性があり勧められません。

　急激な体温の変動は心臓に大きな負担をかけます。一般に高温になれば血管は拡張し血圧は低下しやすく、寒冷になれば血管は収縮し血圧は高くなります。心臓の悪い人や高齢者はサウナに長く入りすぎたり、急に水風呂につかることなどは避けるように指導しましょう。また、長期間に透析療法を受けている患者さんでは、発汗障害を有していることが多いのでサウナに長時間入ることで熱中症などを引き起こす危険性もあります。そのため、やはり普段の生活のなかでの水分管理をしっかりと行うことが大切で、サウナで減量することは好ましくありません。また、サウナに入る際はだれか付き添いの人がいるようにし、一人では入らないように気をつけさせることも大切です。

Q38

透析患者さんが塩分をとりすぎるとなぜいけないのでしょうか?

　塩分とは物質中に含まれる塩類のことを言いますが、一般的には食品中に含まれるナトリウムまたは食塩のことを示しています。食塩はナトリウム（Na）と塩素（Cl）の化合物であり、生体内では消化液の分泌を亢進し

消化を助けたりしています。ナトリウムは主として細胞外液中に陽イオンとして、塩素は陰イオンとして存在し、体内の水分や電解質、さらには細胞外液の浸透圧などのバランスを保ち細胞内への物質の出入りの調節に主役をなしていると考えられています。

　食塩の過剰摂取は、血液の浸透圧の上昇をきたし血流量を増加させます。これらのさまざまな機序により血圧を上昇させ、循環器系に悪影響を及ぼし浮腫（むくみ）の原因となります。現在、日本人の食塩摂取量は1日12～13ｇですが、厚生労働省が日本人の嗜好や食生活を考慮し、生活習慣病予防のために勧めている目標食塩摂取量は1日10ｇ以下です。透析患者さんではさらなる減塩を目標とし、1日5～7ｇの食塩摂取に抑える必要があります。ちなみに、非透析高血圧患者さんの食塩は、1日6ｇ未満とされています。

　腎機能正常者では過剰なナトリウムが腎臓から排泄されますが、透析患者さんでは腎臓からナトリウムの排泄障害が認められることから、食塩を過剰に摂取すると血清ナトリウム濃度が上昇し、強い口渇が起こり飲水量が増えます。透析患者さんにとって飲水量の増加は、循環血流量の増加と体重の増加につながり高血圧や心不全、浮腫（むくみ）などの原因（図5-1）となります。また、過剰な水分の除去を1回の透析で行うと、透析中の血圧低下や筋痙攣などの原因となります。これらのことから、体重管理のため飲水量を控える必要があり、飲水量の制限をしやすくするために、食塩の摂取を控える必要があります。すなわち、食塩（塩分）の管理がしっかりできていると、水分管理は比較的楽にできることになります。

＜塩分を控える工夫＞

　日常に摂取する食品でも、穀物やいも類、肉類、牛乳など、ほとんどすべての食品にナトリウムが含まれており、1日に約2ｇの塩分をとることになります。このため、調味料としての付加塩分は3～5ｇに控える必要があり、薄味に慣れることが大切です。また、味覚を変えてスパイス類や酢、だし、化学調味料など塩分の少ない調味料を活用するのも一つの方法です。なお、加工食品であるハムやベーコン、食パン、マーガリン、かまぼこ、ちくわ、はんぺん、インスタントラーメン、漬け物などは予想以上に多くの食塩を含んでいます。

　最近ではほとんどの商品に栄養成分が表示されていますから、表示され

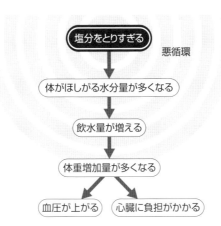

```
          塩分をとりすぎる
                            悪循環

        体がほしがる水分量が多くなる

           飲水量が増える

         体重増加量が多くなる

    血圧が上がる   心臓に負担がかかる
```

図5-1 塩分と水分と心臓の関係

ているナトリウムから食塩に換算します〔ナトリウム（Na）から食塩に換算する式：Na(mg)　×2.54/1000＝食塩量(g)〕。これらの食材を用いる際には、調味料として用いる付加塩分を控えるとよいでしょう。また、主な外食メニューの食塩量を覚え、上手に選んだり思い切って残す勇気も大切です。

　透析患者さんにとって、減塩を実行することは快適な透析生活につながるので長く実行していくことが重要です。

Q39

血液中のカリウムが増加すると、どのような症状が現れますか?

　透析患者さんにおける高カリウム血症の原因には、急性高カリウム血症と慢性高カリウム血症があります。前者は患者さんが無断で数日間透析を行わなかった場合に最もよくみられます。後者は一般に食物からのカリウム摂取制限を守らなかった乏尿性血液透析患者さんによくみられます。

5章　生活指導（食事指導・運動サポート）と体重管理

高カリウム血症：血清カリウム値が5.0 mEq/L以上になると高カリウム血症と診断します。自覚症状には、口唇や舌の知覚過敏や鈍麻、腹痛、筋攣縮などがありますが、特徴的なものはありません。

　臨床症状として心臓、神経筋、消化器の3大症状に分けられます。

①**心症状**：最も重要で心電図が臨床上よい指標となります。血清カリウムの上昇につれて、T波の増高、PRの延長、P波の消失、QRS幅の拡大、サインカーブと変化します（**図5-2**）。

②**神経筋症状**：筋力低下や知覚障害、四肢麻痺などを呈します。カリウム7.0 mEq/L以上では、筋力低下により急性の呼吸困難をきたします。

③**消化器症状**：悪心・嘔吐や下痢、イレウスがあります。

・**治療**：急性高カリウム血症には、血液透析と腹膜透析の両者が用いられます。血液透析による血清カリウム濃度の低下は、腹膜透析より早く現れます。腹膜透析は、血清カリウム値の緩やかな低下が望まれる場合に用いられるべきです。血液透析や腹膜透析によるアシドーシスの改善も血清カリウムの濃度を低下させます。

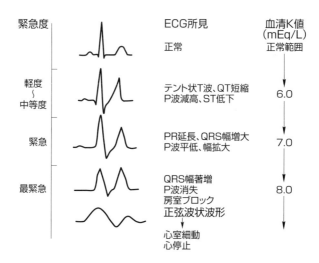

図5-2 高カリウム血症の緊急度

（杉本恒明他総編集：内科学六版, 東京, 朝倉書店, 1995, p310 より）

・著しい高カリウム血症の初期治療：緊急透析の準備が整うまでは、速やかにグルコン酸カルシウム（あるいは塩化カルシウム）の静注（20〜60 mL/5分以上かけて）と、ブドウ糖＋インスリンの点滴静注（例：10％グルコース500 mL＋レギュラーインスリン5〜10単位を1時間以上かけて）を行います。重炭酸ナトリウムの投与は透析患者の血清カリウムの低下には効果はありません。

・慢性高カリウム血症の治療：食事療法およびイオン交換樹脂（ポリスチレンスルホン酸カルシウム：カリメート®、ポリスチレンスルホン酸ナトリウム：ケイキサレート®）の経口投与があります。高度の便秘症には、ソルビトールを同時に服用します。

#最近（2020年5月20日）、非ポリマー無機陽イオン交換化合物の高カリウム血症改善薬（ジルコニウムシクロケイ酸ナトリウム水和物：ロケルマ®）が発売されています。

Q40

透析患者さんがカリウムをとりすぎると、なぜいけないのですか？ カリウムを多く含む食品を教えてください

1. 透析患者さんがカリウムをとりすぎるとなぜいけないのですか？

カリウム（K）は主に細胞内に多く存在する電解質で、神経筋伝達に重要な働きをする電解質です。過剰なカリウムは主に腎臓から尿中へ排泄されますが、無尿の透析患者さんではそれができないため、カリウムの血中濃度は高くなります。血清カリウム値の基準値は、3.5〜5.0 mEq/Lとされ、この値以上になると筋力の低下やしびれ感がでてきます。6.5 mEq/L以上で心電図変化をきたし、8.0 mEq/L以上になると致死的な不整脈をきたす可能性があります。透析患者さんの死亡原因において、突然死の占める割合が健康な人に比べて高いのも、高カリウム血症による影響が考えられます。

健康な人は、食事から1日40〜80 mEq/L（1.6〜3.2 g）のカリウムを摂

取しています。その大部分が腸で吸収され、腎臓から尿中に排泄されます。尿量のほとんどない透析患者さんなら1日500 mg以下、尿量が500 mL前後ある患者さんでも1日1,000 mg以下に制限したほうがよいでしょう。

2. カリウムを多く含む食品を教えてください

　カリウムを多く含む食品としては、新鮮な野菜や果物、いも類があげられます（表5-1参照）。

　カリウムを多く含む食品を摂取する際には、調理法の工夫が必要です。カリウム減少率の高い調理法は、煮る＞炒める＞揚げる＞焼くの順番です。野菜やいも類は、ゆでることでカリウムを減らすことができますが、なるべく小さく切り表面積を大きくすることで、減少率を上げることができます。また、果物の缶詰のシロップはカリウムを多く含むので、避けたほうがよいでしょう。食事の摂取量が多くなるとカリウムの摂取量も多くなりがちです。旅行や外食など普段とは違う食事をする場合には、特に注意が必要です。

　高カリウム血症の原因は食事だけではありません。消化管出血や外傷、感染症の存在は高カリウム血症の原因となるため、全身状態の観察は重要です。また、輸血や手術といった医療行為や透析効率の低下も原因となります。ちなみに、腹膜透析の患者さんはカリウムを効率よく除去できるため、特にカリウムを制限する必要がないこともあります。

Q41

透析患者さんがリンをとりすぎると、なぜいけないのでしょうか？　リンを多く含む食品を教えてください

1. 透析患者さんがリンをとりすぎると、なぜいけないのでしょうか？

　生体には、成人で600〜700 gのリン（P）が存在します。そのうちの約85％はヒドロキシアパタイトとして骨に、9％は骨格筋細胞内に、0.08％が細胞外液中に認められます。リンは体液中では無機または有機リンの形

表5-1 カリウム含有表

分類	k含量	0～50	51～100	101～150	151～200	201～250	251～300	301～400	401～500	501～1000	1001～
表1	ごはん めん パン	ごはん もち 茹でスパゲティ 茹でめん	赤飯 食パン				ポップコーン				
表2	果実 種実 芋		みかん缶詰 もも缶詰	パイン缶詰 すいか りんご ぶどう みかん レモン 梨 グレープフルーツ パインナップル	いちご いちじく もも はっさく	梅	トマトジュース	蒸しじゃが芋 メロン バナナ	じゃが芋 茹でて栗 蒸しさつまいも さつまいも	水煮さといも さといも	
表3	野菜		茹でぜんまい たけのこ缶詰 なめこ水煮缶	たまねぎ	アスパラ缶詰 長ねぎ ピーマン 胡瓜 キャベツ	トマト 白菜 なす 大根	茹でオクラ 茹でとうもろこし 人参	ごぼう かぶ えのき茸	れんこん 茹でほうれんそう 茹でたけのこ	たけのこ	
表4	魚 肉 卵 豆及び豆製品 乳及び乳製品		カッテージチーズ プロセスチーズ クリームチーズ さつま揚げ 油揚げ 竹輪 ラクトアイス低脂肪 しじみ	カマンベールチーズ パルメザンチーズ かまぼこ 卵 生揚げ 絹豆腐 牛乳 ヨーグルト ラクトアイス普通脂肪	はんぺん ソフトクリーム あさり かき 鶏卵(もも) さんま	うずら煮豆 茹でずわいがに	ロースハム するめいか まいわし たこ	かれい さけ さば うなぎ白焼き ほたて貝 にしん あじ はまぐり まぐろ赤身 牛もも肉 豚肉(ロース・もも) きす たら	茹で小豆 おから 茹でさけにしん	納豆	小豆(乾) 金時豆(乾) スキムミルク 黄な粉
表5	砂糖 はちみつ		ジャム類								黒砂糖
表6	油 マヨネーズ ドレッシング	蒟蒻 ビール淡色	ビール黒・スタウト								粉末ココア インスタントコーヒー とろろ昆布

(mEq/100 g)

で存在しています。赤血球中のリンはほとんど有機リンであり、血漿中では14 mg/dLのリンのうち8〜9 mg/dLがリン脂質として存在し、残りのほとんどが無機リンです。

経口から摂取されたリンの70〜80％が小腸上部で吸収されるが、その吸収機序には、1）濃度勾配に依存する受動吸収と、2）ナトリウム依存性能動輸送の2つがあります。活性型ビタミンDは、後者を促進すると考えられています。リンの排泄は、主に腎の近位尿細管からの再吸収により調節され、糸球体で濾過されたリンの80〜97％が尿細管で再吸収されます。この尿細管におけるリン再吸収は、血清リン濃度や食事中のリン摂取、副甲状腺ホルモン（PTH）、ビタミンDなどによる制御を受けています。

慢性腎不全では腎機能の低下に伴い尿細管からのリン排泄が減少し、一般にクレアチニンクリアランス（Ccr）30 mL/min以下になる頃から、高リン血症が顕在化してきます。したがって、透析患者さんが食事によりリンをとりすぎると、高リン血症を招くこととなります。

高リン血症は、腎近位尿細管での活性型ビタミンD$_3$（1,25ヒドロキシビタミンD）の生成を抑制し、結果的に低1,25ヒドロキシビタミンD血症および低カルシウム血症を引き起こします。これらのことは副甲状腺からのPTH分泌を増加させ、腎からのリン排泄の増加により血清リンを正常域に保持するように働きますが、腎機能のさらなる低下により再びリン値の上昇や低1,25ヒドロキシビタミンD血症が進行します。こうしたリン蓄積を起点とする悪循環により、次第に二次性副甲状腺機能亢進症が進行すると考えられています。二次性副甲状腺機能亢進症は線維性骨炎を生じ、骨痛や骨折、骨の変形を認め、CKD-MBD（旧称：腎性骨異栄養症）の原因となります。また、高リン血症はカルシウム（Ca）×リン（P）積の上昇を介して間接的に、軟部組織や血管壁などの異所性石灰化に関与します。これらとは別に透析患者さんの死亡リスクを増大させる独立した因子として注目されています。透析前血清リン値の目標値は6.0 mg/dL以下、Ca×P積70 mg/dL^{2}以下が推奨されていましたが、近年の死亡率や血管壁石灰化に対するリスクの検討などから、さらに低い目標値へ修正される方向にあります。

透析患者さんにおける血清リン値の管理方法は、腎からのリン排泄が期待できないため、①食事中のリン摂取制限、②リン結合薬による腸管から

の排泄増加（吸収の抑制）、③透析によるリン除去の3つしかありません。しかし、極端な食事でのリン摂取制限はたんぱく摂取の低下につながり、長期的には栄養障害の原因となります。仮に、1日リン摂取を800 mgに制限でき、その70%が吸収される（約4,000 mg/週）としても、1回の透析によるリン除去は最大800 mg程度（週3回透析の場合、2,400 mg/週）であり、ほとんどの患者さんでリン結合薬の使用が必要となっています。しかし、現在リン結合薬としては、アルミニウム製剤の毒性が判明して以来、炭酸カルシウムや酢酸カルシウムなどのカルシウム製剤が主流となっており、これによる生体へのカルシウム負荷が、冠動脈や心臓弁膜の石灰化リスクとなっていることが明らかにされつつあります。したがって、食事中リン摂取を制限し、カルシウム製剤が中心であるリン結合薬を極力使用しないですむように、血清リン値をコントロールすることが大切なのです。

2. リンを多く含む食品を教えてください

リンの多い主な食品を**表5-2**に示します。

表5-2 リンの多い主な食品

	食品名	常用量・目安量 (g)		常用量リン量 (mg)	100 gリン量 (mg)
穀類	干しそば（乾）	1人前	100	230	230
	めし・玄米	茶碗1杯	150	195	130
	そば（ゆで）	1人前	240	173	72
	マカロニ、スパゲティ（乾）	1人前	100	130	130
	スナックめん（揚げ・乾燥味つけ）	1人前	100	110	110
	オートミール	1人前	50	185	370
菓子類	カスタードプディング	1個	120	132	110
	シュークリーム	1個	100	150	150
	ミルクチョコレート	1枚	50	120	240
種実類	アーモンド（いり・味つけ、無塩）	1人前	20	96	480
	カシューナッツ（いり・味つけ）	1人前	20	98	490
	落花生（いり）	1人前	20	78	390
	バターピーナッツ	1人前	20	76	380
豆類	豆腐・木綿	1/2丁	150	165	110
	凍り豆腐	1枚	17	139	820
	生揚げ	1/2丁	75	113	150
	焼き豆腐	1/3丁	100	110	110
	がんもどき	1枚	50	100	200
	豆腐・絹ごし	1/2丁	150	122	81

表5-2 リンの多い主な食品 (つづき)

	食 品 名	常用量・目安量 (g)		常用量リン量 (mg)	100 gリン量 (mg)
魚介類	うるめいわし (丸干し)	1尾	60	546	910
	わかさぎ (生)	5〜6尾	80	280	350
	まいわし (丸干し)	中2尾	30	171	570
	なまり節	1切れ	60	342	570
	まあじ (開き生干し)	中1枚	80	176	220
	いか・するめ (加工品)	1/2枚	40	440	1,100
	身欠きにしん	2〜3尾	60	174	290
	むろあじ・くさや	1人前	35	284	810
	たたみいわし	1人前	20	280	1,400
	干しきびなご	5〜6尾	20	240	1,200
	さくらえび (素干し)	1人前	20	240	1,200
	干しえび (加工品)	1人前	20	198	990
	カラフトししゃも (生干し)	2尾	50	180	360
	はぜ (佃煮)	1人前	20	164	820
	いかなご (佃煮)	1人前	20	164	820
	ししゃも (国産・生干し)	2尾	50	215	430
	養殖あゆ	中1尾	50	160	320
	すじこ	1人前	30	147	490
	まあじ (生)	中1尾	80	184	230
	いわし煮干し	5〜6尾	10	150	1,500
	あさり (佃煮)	大匙1杯	20	60	300
	田作り	大匙1杯	5	115	2,300
	あみ (佃煮)	大匙1杯	8	33	410
獣鳥肉類	豚・肝臓	1人前	60	204	340
	牛・肝臓	1人前	60	198	330
	豚大型種もも・脂身つき	1人前	100	200	200
	鶏・肝臓	1人前	60	180	300
	鶏・ささみ	2本	80	176	220
	和牛もも・脂身つき	1人前	100	160	160
	ボンレスハム	1人前	40	136	340
卵 類	鶏全卵	中1個	60	108	180
	鶏卵黄	中1個	18	103	570
乳 類	プロセスチーズ	2枚	40	292	730
	脱脂粉乳 (国産)	大匙4杯	20	200	1,000
	普通牛乳	1本	200	186	93
	アイスクリーム・普通脂肪	1個	150	186	120
	アイスクリーム・高脂肪	1個	150	165	110
	エメンタールチーズ	1枚	20	144	720
	ヨーグルト・脱脂加糖	1個	100	100	100
	チェダーチーズ	大匙1杯	10	50	500
	パルメザンチーズ	1人前	2	17	850
野菜類	スイートコーン (生)	中1本	200	200	100
	ブロッコリー (生)	1人前	70	62	89
	ほうれんそう (葉・平均)	1人前	70	33	47

(七訂日本食品標準成分表より)

Q42
透析患者さん用の食品について教えてください

　透析患者さんの食事療法は、減塩と適切なたんぱく質・エネルギーの摂取、カリウム・リン・水分の制限、カルシウム摂取です。市販されている食品にはエネルギー補助食品、リン・カリウム・塩分調整食品、カルシウム強化食品などがあります。

・エネルギー補助食品：ゼリーやようかん、クッキー、オイル、パウダーなどがあげられます。オイルやパウダーは、調理のときに加えるだけでより多くのカロリーを摂取することができます。ゼリーやクッキーなどはさまざまな形態の商品があり、患者さんの好みによって選択することが可能です。さらに、商品によっては食物繊維やカルシウムなども含有しているため、同時に摂取することができます。

・リン調整食品：カリウム・塩分も調整してあるものが多く、ごはん・パン・そば・うどんなどの主食、煮物・カレー・酢豚・ハンバーグなどいろいろな副食、スープなどが発売されています。ごはんは精米したもの以外にレトルトになっているものがあり、そばなどの麺類はカップ麺のように湯を注ぐだけのものなどもあります。

・カリウム調整食品：リンゴジュースや野菜ジュースなどのジュース類があります。その他のごはんなどの主食や副食も、前述の通りリンとともにカリウムを調整したものが多く販売されています。

・減塩食品：副食類、カップ麺などは減塩してあるものが多く、それ以外に減塩しょう油、減塩だしの素などもあります。

・水分制限：多くの患者さんが大変な思いをされていると思いますが、最近ではスプレー式飲料やあめなどが販売されており、なかには食物繊維を含有したものなどもあります。

・カルシウム摂取：カルシウムを含む食品のほとんどにリンが含まれていることもあり、これも透析患者さんが大変苦慮されているのを見かけます。カルシウム含有のふりかけなどカルシウムを多く含む食品でカルシウムを

摂取することも可能です。

・**その他**：カロリー・たんぱく質・塩分・水分・カリウム・リンを調整した食事を宅配する宅配食というものもあり、透析食の食事療法に慣れていない方には手軽かもしれません。

　以上のように、以前に比べ透析患者さんの食事療法に合った多くの種類の食品が出ています。しかし、どれも一般的な食品よりもやや高額であることが多く、目的に合わせて利用されたほうがよいでしょう。

6章

薬剤と検査データ

Q43

透析患者さんがよく飲まれるお薬について、その作用と副作用、注意点について教えてください。どのような服薬指導が必要ですか?
また、ポリファーマシーって何ですか? 薬剤師の役割は?

　腎臓では、体内でできた老廃物や過剰な水分を除去するだけでなく、さまざまなホルモンも作られています。そのため、透析導入になるとホルモンの働きが弱くなり、薬剤によって補う必要があります。また、透析患者さんはいろいろな合併症を有していることもあり、それらに対する治療薬も使用することが多いです。

1. 透析患者さんがよく飲まれるお薬について、その作用と副作用、注意点について教えてください。どのような服薬指導が必要ですか?

1) 降圧薬

　腎不全の患者さんは高血圧を合併していることが多く、透析導入後も降圧薬の服用が必要になる場合があります。現在、降圧薬はさまざまな作用機序や半減期、代謝・排泄経路をもつものがあり、患者さんの血圧や全身状態に応じていくつかの薬剤を少量ずつ組み合わせて処方されることがあります。あるいは、2〜3の働きの違うお薬を合わせた合剤も発売されています。

　副作用として過度の降圧や起立性低血圧の助長などがあるので、症状の問診や家庭での血圧の測定が重要になります。透析中の血圧低下に対しては、透析当日の内服の調整や昇圧薬の使用なども検討します。患者さんによっては、降圧薬を自己判断で調節してしまう方がいますが、医師の処方に従って正しく服薬していただくようにお話しましょう。

2) 造血ホルモンと鉄剤

　腎不全の患者さんでは、造血ホルモン（エリスロポエチン：EPO）の産

生が不十分となり、貧血が起こります。これを<u>腎性貧血</u>と言います。近年、バイオテクノロジーの発達によりエリスロポエチンが合成できるようになり、薬剤として登場してからは透析患者さんの貧血は非常に改善されました。輸血量も極端に少なくなっています。

　副作用は、エリスロポエチンのアレルギーのほか、過量投与による頭痛や血圧上昇などがあります。近年、同剤による赤芽球癆の報告や長期透析患者のエリスロポエチン不応性貧血などが問題になっています。また、貧血の改善には鉄分が必要ですが、透析患者さんではダイアライザー（透析器）への残血などで鉄分の欠乏状態になりやすく、鉄剤の投与が必要になることが多いです。内服あるいは注射で鉄剤が投与されますが、内服の場合はむかつきや食欲不振などの副作用がみられることがあります。また過量投与による体内臓器への鉄の沈着（ヘモジデローシス）などもあり、体内の鉄分量の管理も重要です。

3）活性型ビタミンD₃製剤、カルシウム製剤

　腎臓ではビタミンDの活性化が行われています。腎不全の患者さんでは、活性型ビタミンD₃の不足により腸からのカルシウムの吸収が不良になることやリンの排泄低下による高リン血症から、低カルシウム血症を引き起こします。そのため、カルシウム剤の投与が不可欠になります。カルシウム剤としてしばしば用いられるのは沈降炭酸カルシウムと呼ばれるもので、カルシウムの補給だけでなくリン吸着薬としても用いられます。リンを下げるには食事療法が最良の方法ですが、リンはたんぱく質に多く含まれるため、必要なたんぱく質を摂取しようとすると必然的にリンが高くなってしまいます。沈降炭酸カルシウムの服用は食事中や食直後に服用するのが最も効果的と言われており、摂取するたんぱく質の量に合わせて服用すると良いとされています。ただし、沈降炭酸カルシウムのみでリンのコントロールを行おうとするとしばしば過量投与になり、高カルシウム血症となることがあります。その際には一時的な休薬などが必要です。

　また、活性型ビタミンD₃の不足、低カルシウム血症、高リン血症から二次性副甲状腺機能亢進症を起こし、骨軟化症や線維性骨炎などの骨の障害が起こります。このため、活性型ビタミンD₃製剤を内服もしくは注射にて投与する必要があります。また、透析患者さんでは副甲状腺細胞に活性型

ビタミンD$_3$の感受性の低下があることが知られており、しばしば活性型ビタミンD$_3$のパルス療法が行われます。しかし、カルシウム製剤と活性型ビタミンD$_3$とを併用するとカルシウムの吸収が促進されるため、特にパルス療法中は高カルシウム血症に対する注意が必要です。また、近年使用されるようになった活性型ビタミンD誘導体（マキサカルシトール、ファレカルシトリオール）などは、高カルシウム血症の程度が軽いとされています。＃その他、さまざまな薬が使われますが、透析患者さんでは副作用も出やすいことが多く、十分な観察が必要です。

2. また、ポリファーマシーって何ですか？　薬剤師の役割は？

　ポリファーマシーとは、〔poly（多く）＋pharmacy（薬）〕で多剤併用と表現されることが多いのですが、実際は単に薬剤数が多いこと（多剤服用）のみではなく、薬物有害事象リスクの増加や服薬過誤、服薬アドヒアランスの低下などの問題につながる状態を指します。ポリファーマシー対策には、薬剤師の協力が欠かせません。必須の薬剤を医師とともに検討し、最も適切な薬物療法を提案し実践していくことが薬剤師の役割と言われています。

Q44
透析患者さん用の新しい薬ができたと聞きました。それはどのような薬ですか？

　医学・医療の進歩とともに、透析患者さんに対する薬剤もどんどんと新しいものが出てきます。最近では、長期透析患者さんの合併症として見逃せないものに、腎不全に伴い骨の代謝に異常をきたすCKD-MBD（慢性腎臓病に伴う骨・ミネラル代謝異常。旧称：腎性骨異栄養症ROD）があります。この病態は透析患者さんに特有のものです。これらに対し近年、透析時に静脈注射する活性型ビタミンD$_3$製剤や血清リン値を低下させる新しいリン吸着薬が登場しています。

骨に関係する電解質であるカルシウムは、食物中から上部腸管（十二指腸、空腸）で吸収されます。このときにビタミンＤの働きを必要とします。そのビタミンＤは、腎臓において活性化されその働きを発揮しまが、透析患者さんのような腎不全の状態では、ビタミンＤの活性化障害により血液中へカルシウムを吸収できずに血清カルシウムは低下してしまいます。そのため、カルシウムやリンの調節をする副甲状腺がカルシウム濃度を上げるために異常に副甲状腺ホルモン（PTH）を分泌するため、副甲状腺は大きく腫大（過形成）し副甲状腺ホルモンが過剰になってしまいます。それらが骨など全身の臓器に対しさまざまな障害をきたします。これらの病態を二次性（続発性）副甲状腺機能亢進症と言います。また、腎不全では腎の尿細管においてリンの排泄ができなくなるため血清リンの値が上昇し、カルシウムとともにリンが上昇すると石灰化をきたし、血管や軟部組織などあらゆる所に石灰沈着を起こします。これらは動脈硬化を進行させたり、関節炎や骨の炎症による骨痛、全身の痒みなど、日常生活のなかで問題となるさまざまな症状の原因となります。透析患者さんでこの病態を防ぐために、カルシウム濃度は上げすぎず、副甲状腺ホルモンを維持（intact PTH：100〜200 pg/mL）かつリンの値を極力低下させる治療が最も理想的です。

1）活性型ビタミンＤの静脈注射製剤：マキサカルシトール（オキサロール®）とカルシトリオール（ロカルトロール®）があります。これまで活性型ビタミンＤ製剤は経口薬が存在し、二次性副甲状腺機能亢進症以外にも骨軟化症や骨粗鬆症などに用いられていました。しかし進行した副甲状腺機能亢進症の場合、低カルシウム血症に対し反応性に副甲状腺が過形成を起こし、あるレベルを超えると副甲状腺は血清カルシウム濃度と無関係に副甲状腺ホルモンを分泌するようになってしまいます。つまり、血清カルシウム濃度が正常な二次性副甲状腺機能亢進症となり、経口活性型ビタミンＤ製剤では無効であったり、逆に副作用である高カルシウム血症によって投与不可能となってしまうケースが多く認められました。これらに対し静注活性型ビタミンＤ製剤は、標的器官である副甲状腺に対しての薬剤の高濃度の分布と短い半減期により、経口投与と比較して副甲状腺ホルモン低下効果と血清カルシウムの上昇作用が小さいことが特徴と言われています。

これらは一般的に週2〜3回の血液透析終了時に静脈投与します。

2）高リン血症治療薬：透析患者さんにおける高リン血症を防ぐ経口のリン吸着薬にセベラマー塩酸塩（レナジェル®、フォスブロック®）があります。食事中に含まれるリンは主に小腸上部（十二指腸と空腸上部）で吸収されます。そこでリンに結合し腸管への吸収を防ぎ、糞便中に排泄されて血中リン濃度を抑制するのがリン吸着薬の役目です。20年以上前はリン吸着薬としてはアルミニウム製剤が最も多く使用されていましたが、長期投与に伴うアルミニウムの蓄積による脳症や骨症（アルミニウム脳症・骨症）などの問題があり、今は用いられていません。現在、最も多く使用されている経口リン吸着薬は炭酸カルシウムを中心としたカルシウム製剤です。しかし、炭酸カルシウムのリン吸着能はアルミニウム製剤に比較し劣っており、またカルシウムの腸管吸収により高カルシウム血症が出現するなどの問題もあります。

　セベラマー塩酸塩は米国で開発された陽性荷電基をもつポリマーで陰イオンであるリン酸イオンを吸着し、糞便中に排泄する作用をもっています。この薬剤は腸管で分解も吸収もされず、アルミニウムやカルシウムのような腸管吸収の問題点がないことが特徴です。ですから、前述のビタミンD製剤によるカルシウムの腸管吸収に伴う高カルシウム血症などの問題も少なくなると考えられます。ただセベラマー塩酸塩の副作用として、投与量が多いことや腸管吸収が少ないため便秘や腹痛、腹部膨満などの消化器症状の出現が比較的多く認められます。

3）その他：上記の薬剤は定期的な血清カルシウム、リン、副甲状腺ホルモン（intact PTH）、骨代謝マーカー（アルカリフォスファターゼ、オステオカルシンなど）の検査にて投与量を調節します。しかし、薬剤による治療に対しても抵抗性の二次性副甲状腺機能亢進症の場合には、副甲状腺摘出術や副甲状腺へのエタノール注入、また最近ではビタミンD製剤の直接注入などの侵襲的な治療の必要性も考慮します。

Q45

透析患者さんの体調をみるために知っておきたい検査データとは？

透析療法が適切に行われているかを評価するためには、さまざまな検査を定期的に行う必要があります。これらの検査には一般的に基準値（正常値）がありますが、これらの値は透析患者さんの場合、当てはまらないことがあるため注意が必要です。透析患者さんの体調を維持していくうえでの目標値を基準値とは区別して理解することが重要なのです。さらに、検査の値を経過観察することによって、その変化が腎不全状態そのものの異常値なのか、透析に伴う合併症なのか、あるいはそれとは関係なく新たに生じたものなのかを、的確かつ速やかに判断して治療へつなげていくことが要求されます。それぞれの検査について、検査の意義と透析患者さんにおける目標値を理解することで、現行の透析療法の評価や患者さんの病態変化の把握が可能となります。

1. 血液検査

血液検査は、透析患者さんの体調をみるうえで最も一般的な検査です。多くの施設で定期的に行われている血液検査のなかで、代表的な項目の目標値と意義を表6-1に示しました。

表6-1のうちでも、尿素窒素（BUN）からリン（P）までの7項目は1ヵ月に一度、透析の前後で行われることが多く、透析の効率を評価するための指標（除去率やQ46で述べられるKt/Vなど）となります。また、血色素（Hb）、ヘマトクリット（Hct）、赤血球（RBC）、白血球（WBC）、血小板（Plt）などの末梢血液検査は、2週間〜1ヵ月に一度検査（透析前のみ）することが望ましく、特に透析患者さんでの合併が多い貧血の評価として、HbとHctが重要です。Q28で述べたEPO（エリスロポエチン）の効果判定のために、血清鉄（Fe）やフェリチンも1〜3ヵ月に一度検査（透析前のみ）されることが多いです。

6章 薬剤と検査データ

表6-1 定期的に行われる血液検査

項 目	目標値/(基準値)	意 義
尿素窒素 （BUN）	100 mg/dL 以下 （6〜20 mg/dL）	・腎臓の働きの程度をみる ・食事の内容と透析効率によって変化 〈高値の原因〉たんぱく質過剰摂取、消化管出血や脱水など
クレアチニン （sCr）	男性：14 mg/dL 以下 女性：12 mg/dL 以下	・腎臓の働きの程度をみる ・透析効率や個人の筋肉量によって変化 〈高値の原因〉運動量（筋肉量）の多い人など
尿酸 （UA）	3.5〜9.0 mg/dL （男性：3.7〜7.6 mg/dL 女性：2.5〜5.4 mg/dL）	・腎不全では高くなりやすい ・高くなると痛風の症状が出ることもある 〈高値の原因〉たんぱく質の過剰摂取、脱水、利尿薬（ラシックス®）の服用など
ナトリウム （Na）	135〜145 mEq/L （同程度）	・塩分をとりすぎていても、水分で薄められるため、低値傾向となり得るため注意が必要
カリウム （K）	3.6〜5.5 mEq/L （3.6〜5.0 mEq/L）	Q39、Q40 参照 〈高値の原因〉食事でのカリウムの過剰摂取。消化管出血や溶血で上昇することもある
カルシウム （Ca）	8.4〜10.0 mg/dL （同程度）	・腎不全では腸管からの吸収が悪くなる ・リンや薬の管理が悪いと低くなりやすい ・ビタミンD製剤の過剰摂取による高Ca血症にも注意
リン （P）	3.0〜6.0 mg/dL （3.5〜4.5 mg/dL）	Q41 参照 〔Ca×P値〕が70以上になると異所性石灰化を生じやすくなる
総蛋白 （TP） アルブミン （Alb）	6.0 g/dL 以上 （6.5〜8.0 g/dL） 3.8〜4.5 g/dL （同程度）	・経口摂取不良などで体の栄養状態が不良となると低下する ・体に水分がたまりすぎると、薄められて低くなる場合がある ・炎症や腫瘍などの消耗性疾患が存在すると、特にアルブミンが低下する
ヘモグロビン （Hb）	10.0〜13.0 g/dL	・貧血が進行すると低下する 〈低値の原因〉エリスロポエチンの不足、鉄の不足、出血、体内の水分が過剰な場合 ・逆に高すぎる場合、シャント閉塞の原因となることもあるので注意する
フェリチン （貯蔵鉄）	100〜300 ng/mL	・腎不全では低くなりやすい ・血液の材料である鉄が少ないと、エリスロポエチンの効果も不良となる
トランスフェリン 飽和度 （TSAT）	20％以上 TSAT=（血清鉄÷総鉄結合能）×100	

（参考文献4より一部改変）

ほかにも、Q23で述べたドライウェイト（DW）を決定する際に指標となる心房性利尿ペプチド（hANP）（目標値：透析後で100 pg/mL以内、基準値：20～40 pg/mL）、腎不全の合併症である二次性副甲状腺機能亢進症で高値となるintact PTH（低すぎると骨の代謝回転が低下してしまうので注意）（目標値：150～200 pg/mL、基準値：10～65 pg/mL）などの内分泌検査も、3～6ヵ月に一度の検査が必要です。

2. 胸部単純X線写真、心胸郭比（CTR）

　透析患者さんの場合、体内の水分量が多くなりすぎると心臓にもその水分が貯留して、心臓が本来よりも大きくなります。このため、胸部単純X線写真を定期的に撮影（通常、透析前の立位前後像）して、心胸郭比（CTR）を測定します（Q23参照）。CTRの基準値は50％以下で、透析患者さんの目標値もこれに準じます。ただし、CTRは呼吸条件の影響を受けやすいため、心横径実数値（基準値：男性145 mm以下、女性138 mm以下）のほうが適切であるとの意見もあります。また、透析患者さんでは結核症などの感染症の合併も多いことから（Q26参照）、病巣のスクリーニングとしても胸部単純X線写真から得られる情報は多いのです。

3. 心電図

　透析、特に血液透析は一種の体外循環であるため、程度はさまざまですが心臓に負担がかかることがあります。また透析患者さんが心臓の病気を合併することも少なくないため、定期的な心臓の検査が必要です。心電図検査が一般的（1ヵ月ごと）で、心房負荷（P波の尖鋭化、二峰性化、二相性化）および心室肥大の所見（R波の増高）、不整脈の有無（心房細動や期外収縮など）のほかに、狭心症や心筋梗塞でみられる波形の変化（STの上昇および下降）がないかどうかを確認することが重要です。

　透析では短時間で1～2日分の水分を除去することになるために、透析中や透析終了直後に心臓の異常が起こることがあります。このため、患者さんの胸部の訴えに十分注意し、迅速な心電図測定ができるように心掛けましょう。

4. その他の検査

　その他の定期検査としては、心臓超音波検査（年1回、下大静脈径や左房径による心負荷の評価、心筋の厚さや動きの評価など）、腹部の超音波検査またはCT検査（年1回、腎臓や肝臓、膵臓の形態や嚢胞、腫瘍の有無を診断）、骨塩定量検査（年1回、椎体や大腿骨のX線写真を撮影して、骨塩量が減少していないかを確認）が行われます。また、透析患者さんでは悪性腫瘍の頻度が高いと言われており（Q30参照）、上部および下部消化管の内視鏡検査や便の潜血反応検査も必要です。加えて男性では前立腺がん、女性では乳がんや子宮がんの検診を勧めるべきです。

Q46

Kt/Vというのは何ですか？　またMax UFRというのは何ですか？　どのように決めるのですか？

　透析療法には大きく分けて2つの側面があり、一つは老廃物の除去と不足物質の補充、もう一つは過剰水分の除去です。老廃物の除去についてですが、患者さん一人一人は体格も食事量も違うので、老廃物の産生量も違います。全く同じ条件（透析時間やダイアライザーなど）で透析を行っていたら、ある患者さんには十分な透析でも、その他の患者さんには透析不足となる可能性があります。このため、個々の透析患者さんの透析効率を評価するため標準化された透析量を示す指標が必要になってきます。

1. Kt/Vというのは何ですか？

　これまで数多くの透析効率を評価する方法が提唱されてきましたが、1981年の米国での大規模調査（National Cooperative Dialysis Study：NCDS）以降、urea kinetics modelingを用いた評価法が一般的になりました。その代表がGotchの提唱したKt/Vです。

　Kはダイアライザーのクリアランス、tは透析時間、Vは体水分量です。

しかし、ダイアライザーのクリアランスは経時的に低下し、また再循環の影響もあるため、これらの値からKt/Vを算出するのは現実的ではありません。そこでGotchらは人体を体液、つまり尿素の入った容器と見なし、この容器から体液をダイアライザーに送り尿素を除去したうえで元の容器すなわち人体に戻すことに近似できるという前提のもと、数学的にKt/Vを求めました。

具体的に尿素で考えると、尿素蓄積量＝尿素産生量－尿素除去量です。これを式で表すと

$$d(VC)/dt = G - KC$$

(V：尿素の分布容積、G：尿素の産生速度、K：ダイアライザーの尿素クリアランス、C：尿素の溶質濃度) となります。

この式を透析中に当てはめると、Vは透析時の除水で減少しますが全体から考えるとごく少量であり、またGについても透析中の尿素産生量はごく少量のため無視できると考えられます。

$$Kt/V = -\ln(Ce/Cs)$$

(Cs：透析前BUN、Ce：透析後BUN) となります。

前述の透析中の尿素産生量や除水に伴う体液量の減少を考慮すると、

$$Kt/V = -\ln(Ce/Cs - 0.08t - fVUF/W)$$ となります。

t：透析時間 (hr)、f：補正係数 (Kt/V 0.7～1.3：1.0、0.7以下：1.25、1.3以上：0.75)、VUF：総除水量 (L)、W：体重 (kg)

＃Kt/Vは、透析前BUN値、透析後BUN値、透析時間、総除水量、透析後体重をスマホに入力することで簡単に計算することができます。

日本透析医学会統計調査委員会は、Kt/V 1.6までは Kt/Vの増加に伴い死亡のリスクの低下が認められるが、1.4以上ではリスクの低下の程度は必ずしも顕著なものではなく、またKt/Vが1.0を下回ると死亡のリスクは著しく増大すると報告しています。したがって、Kt/Vの適正レベルは1.4程度以上であり、最低でも1.0以上は確保することが必要と考えられます。

Kt/Vに影響を与える因子としては、ダイアライザーのクリアランス、透析時間のほかにQB (血流量：mL/min) があります。一般的には体重の3～4倍 (mL/min) が目安ですが、体外循環血流量が増加することになるので、循環機能に問題のある場合は注意が必要です。またバスキュラーアクセスに問

題があり、十分なQBが確保できない場合はバスキュラーアクセスについての検討も必要になります。

2．またMax UFRというのは何ですか？　どのように決めるのですか？

　透析療法のもう一つの大きな目的は、過剰水分の除去です。単位時間当たりの限外濾過量をUFR（L/hr）と呼び、この最大量をMax UFRと呼びます。体液量は、細胞内液＋間質＋循環血漿量ですが、このうち限外濾過で直接減少するのは循環血漿量だけです。限外濾過による膠質浸透圧の上昇で間質から血管内に水分が移行し最終的には間質からも水分が除去されます。間質から血管内への水分移行速度と限外濾過速度にはギャップがあるため、UFRを多くすると循環血漿量の減少から血圧が低下します。一般的には、1時間当たり体重の0.5～1.5％が目安となりますが、個人差が大きいため注意が必要です。

7章

血液透析、こんなときはどうする?

Q47

患者さんに日頃の体調について注意していただく点は、どのようなことですか？　また、患者さんの事情で透析できなかったときは一日くらい透析しなくても大丈夫ですか？

1. 患者さんに日頃の体調について注意していただく点は、どのようなことですか？

　維持血液透析をされている患者さんには、普段から体調の変化に気を配っていただくことが望まれます。なぜなら、ちょっとした体調の変化を見逃さないことで、以下のような問題を早期に発見し重症化するのを未然に防ぐことができるからです。

1) **透析不足**：　十分な透析が行われていない場合には、不整脈や悪心・嘔吐、消化管出血（黒色便）といった尿毒症症状が現れることがあります。透析患者さんは定期的に血液検査を行うことで、透析の効率について確認されていますが、もしもこのような症状が認められた場合には、透析条件を見直す必要があるのかもしれません。

2) **体液量の過不足**：　除水不足や多量の水分摂取により体液量が過剰となった場合には、咳や痰、息苦しさといった症状が現れます。これは循環血液量の増加に伴う、"うっ血性心不全"の前兆であり、さらにひどくなると<u>起坐呼吸</u>（横になると息苦しくなるため、体を起こしている状態）を認めます。体重の増加とともにこのような症状がみられた場合には、すぐに来院していただかなくてはなりません。逆に、体液量が不足している場合には、血圧が低下するため全身のだるさやふらつき、頻脈などの症状が認められます。

3) **合併症**：　透析患者さんの看護を行う場合、常に合併症の存在を考えなくてはいけません。まず、透析療法中に使用する抗凝固薬（ヘパリンなど）のために出血しやすいことがあげられます。穿刺部からの出血や鼻血、内（皮下）出血などが認められる場合には、抗凝固薬の投与量の変更を検討する必要があります。特に黒色の便が認められた場合には、消化管出血を疑わなくてはなりません。また、透析患者さんの場合では、狭心症・心筋梗塞

といった循環器系の合併症や脳梗塞・脳出血といった脳血管系疾患を合併しやすいため、労作時や安静時の胸痛・胸部圧迫感や冷汗、呂律が回らない、手足の違和感などがみられたときには注意が必要です。

4）感染症：　透析患者さんは、免疫能の低下があり感染頻度が高く、重症化しやすいとされています。特に、穿刺部の感染は重症化すると敗血症に至ることもあり、シャント血管部の発赤・疼痛・腫脹・熱感を認めた場合には注意が必要です。また、微熱が続く患者さんには、結核なども念頭に入れておく必要があります

2. また、患者さんの事情で透析できなかったときは一日くらい透析しなくても大丈夫ですか？

　患者さんが良い体調を維持するためには、決められた間隔で透析を行うことが望まれます。透析シフトは患者さんに合わせて作られており、風邪などの体調不良時や交通機関の事故、感染症（インフルエンザ、COVID-19など）の大流行（パンデミック）などでも休むことはできません。しかし、患者さんの都合で透析日を過ぎても来院できない場合は、尿量や体調を確認したうえで、なるべく近い日に透析を受けてもらいます。

Q48
血液透析中に排便のためトイレに行きたくなったらどうする？

　一般的に排便により胸腔内圧が上昇し、静脈還流量が減少すると血圧は低下するため、血圧が変動しやすい血液透析中の排便は特に注意が必要です。患者さんが血液透析中に便意を訴えた場合には、以下のような選択肢があります。

①**血液透析を中断してトイレに行く**：血液透析を中断してトイレに行かせる場合には、まず臥位の状態で血圧を測定して安定していることを確認後、座位の状態で血圧を測定します。いずれの収縮期血圧も透析開始時の値

より20 mmHg以内の低下なら、そのまま血液透析を中断します。臥位または座位の血圧が透析開始時の収縮期血圧より20 mmHg以上低下しているなら、100〜200 mLの生理食塩水などの補液後、血液透析を中断することが望ましいと思われます。

②**血液透析中、便器を使用しベッド上で排便する**：ベッド上での排便に関しては人間の尊厳の問題でもあるため、重体・移動困難などの場合を除き原則としてトイレに行くことを勧めます。

③**血液透析を終了してトイレに行く**：便意の訴えが強く血液透析終了間近（30分以内）の場合には、血液透析を終了しトイレに行くということも可能です。

　血液透析中断における穿刺針の取り扱いに関してですが、穿刺針の抜針は通常行いません。動・静脈側のいずれについても金属針あるいはプラスチック外套と血液回路を切り離した後、注射器を用いて動・静脈側の金属針あるいはプラスチック外套内を凝固防止目的に生理食塩水（ヘパリン使用可能な場合、ヘパリンを含む生理食塩水）で満たした後、注射器が付いたままこれらをしっかりテープで固定し、その上を排便時穿刺部位が汚れないよう清潔な紙シーツで覆います。患者さんには、①移動時の体位変換や排便により血圧低下が起こる可能性があること、②穿刺針が留置したままであるためシャント側の動作には注意を払うことをよく説明し、透析スタッフがそのままトイレまで同行し、排便後もトイレからベッドまではスタッフが同行することが望ましいと思われます。

　以上のように、血液透析中の排便は血圧低下や穿刺針の取り扱いの問題があるためなるべく避けたいものです。透析スタッフは日頃から患者さんの排便状況をしっかりと把握し、規則正しい食事の摂取や適度な運動、下剤の服用など普段から適切な排便習慣をつけさせるよう指導することも大切です。

Q49

透析終了後、医師が止血している場合があります。
看護師が止血する場合との違いはなんですか?

　シャント血管は、1分間に約200 mLもの血流を確保するものなので、透析終了後の止血が重要なのは言うまでもありません。「動脈穿刺」は、医療法で医師にしか認められていないため、シャント血管を「動脈」と同様もしくはそれに準じたものとみた場合、止血も医師が施行するのが望ましいのかもしれません。ただし、現実的には無理があるため、看護師などの熟練した医療スタッフが代行することが不可欠です。

　特に流布した決まりはありませんが、動脈の表在化やグラフトを用いた患者さんやシャント造設後間もない患者さんには、原則として医師が止血するようにしています。透析導入数年来の慣れた患者さんは自分自身で止血することもあります。

　私の仲間で「止血のプロ」として患者さん、医療スタッフに絶大な信頼を誇っている某医師に止血のコツと極意を聞いてみました。彼曰く、「そうだねえ、ポイントとしては、穿刺部のやや上を中心にスリルを確認しながら、程よい力で抑えること、そして決して動かさないこと、この動かさないのが重要!気が短い人はだめだね。まあ、僕のレベルに達するまでは時間がかかるだろうけとね。」だそうです。「皆さんもこれらを参考に日々、自己鍛錬に励んでください!」とは、彼の弁です。。。

Q50
透析機械の調子がおかしいとき、私はどうしたらいいのですか？

1. まず看護師がすることは？

　アラーム（警報）が鳴っているときは、何がアラームの原因なのかを調べることが大切です。まずは、患者さんの近くに行って接続部を確認することから始めてください。脱血側・送血側のコネクターやラインが折れ曲がっていないか、出血していないかをすぐに確認してください。脱血不良になるとピロー部（穿刺針と血液ポンプの間にある少し膨らんだ部分）がしぼんでいるはずです。血流を落とし、脱血側を調整してください。調整しても脱血できないときは再穿刺する必要があります。

2. よくわからないときは？

　そのときは、遠慮なく応援を求めましょう。経験のある看護師や臨床工学技士、医師にすぐに応援を求めて何が原因か一緒に考えてもらいます。同時に、応急的に対処していかなければ、万が一患者さんの生命に関わることも起こりうるので、すぐに対応することが重要です。

　大切なことは、一人で考え込まないで、応援を呼ぶことを躊躇しないことです。

3. 実際の透析機械の異常は？

①血流不良（静脈圧下限）：患者さんの脱血側の血流が取れないときに起こります。ピローの膨らみをみて、カテーテルがまっすぐか、穿刺はちゃんとできたか、穿刺方向は大丈夫かといったことを確認してください。

②静脈圧上昇：静脈穿刺の際に、十分に静脈に針の先端が入っていないとき、静脈弁に当たっているときなどに起こりやすいです。血流不足のときにも上昇することがあります。

③抗凝固薬の不足：抗凝固薬が終了するとアラームが鳴ります。

④**エアー**：これは、大変重要です！患者さんへエアーが入ると大変なことになります。すぐに静脈側を確認してエアーが入らないようクランプ（遮断）してください。

※　透析装置は大変複雑であり、アラームが鳴っていればその原因を探ることができますが、アラームが鳴らずに水が漏れていたり、表示上の誤作動があった場合には臨床工学技士に相談しましょう。

※　おかしい（調子の悪そうな）透析機械は、使用しないようにしてください。

※　確認をして原因が不明の場合は、必ずメーカーにも問い合わせることが大切です。

※　決して自分だけで判断しない。自分だけの判断で患者さんには使用しないことが大切です。

> ★註）臨床工学技士の役割とは？
> 　臨床工学技士の役割は、工学的知識を提供し安全で安心（適正）な透析医療の確立に寄与することだと言われています。

Q51

血液透析中大地震や火災、停電が起きたら私はどうすればいいの？　また、緊急時に血液透析を中止・離脱する方法について教えてください

1. 血液透析中大地震や火災、停電が起きたら私はどうすればいいの？

1）地震時

・震度3以下：震度3以下の地震であれば透析装置はカタカタと揺れますが、転倒したり故障したりすることは考えにくいと思われます。しかし、患者さんは不安に感じているため、ベッドサイド付近に必ずスタッフが行き、

状況を説明し安心感を与え落ち着かせるようにしましょう。

・**震度4以上**：揺れが激しく、立位保持できず歩行困難なようであれば、震度4以上の地震であると判断します。まず、ベッドや装置を押さえ、安全を確保します。その場合、水道や電気の供給が途絶えることが多く、透析装置にも重大な損傷を被る可能性が高いため、透析を中断する判断が必要です。

① 被災程度が軽いと判断されれば、透析装置にバッテリーが内蔵されている場合はそれを利用し、そうでなければ手動で血液ポンプを回して返血し透析を終了します。

② 被災程度が重いと判断されれば、直ちに血液ポンプを止め返血を行わずに終了します（図7-1）。

2）火災時

① 第一発見者は大声で周囲に知らせ、非常ベルを押し院内の電話交換室と消防署（119番）へ連絡します。火災発見者あるいは近くにいる者は、消火器を使用し消火活動を行います。同時に、院内放送で火災の発生と職員・患者さんは避難に備えるように通報します。初期消火に失敗したときは、消火不能であることを指揮系統における責任者に連絡します。その場合責任者は、患者さんに状況を説明し、透析中断および避難の指令を出します。

② 透析を緊急に終了します（図7-1）。

③ 避難誘導係は火元を確認し、避難場所を決定後避難の方向や順序を決めます。患者さんには、パニックにならないように状況の説明をわかりやすく行います。

3）停電時

① 停電の状況を確認すること（停電が透析室内に限局しているのか、施設に限局しているのか、地域全体の停電なのか、停電時間）。停電が地域全体であれば復帰のめどを電力会社に問い合わせます。

② 異常濃度の透析液が流れる可能性があるため、透析ラインをダイアライザーから外し、ダイアライザーの透析液流入・流出口をキャップします。

③ 停電時間が短時間（15分以内）の場合：バッテリー内蔵型血液ポンプならばそれを使用して、血流100 mL/分程度で血液を体外循環させておきます。バッテリーがない機種では、手動でゆっくりと血液ポンプを回します。

送電が再開すれば透析を再開します。しかし、バッテリーは30〜40分しかもたないことに注意しましょう。

　停電時間が15分以上継続している場合：回路内の血液を生理食塩水に置き換え、鉗子で静脈側回路をクランプして、送電の再開を待ちます。送電が再開すれば、血液回路内の凝血塊がないことを確認してからゆっくりと血液ポンプを回し、透析を再開します。

　停電時間が30分以上継続している場合：医師に確認後、バッテリー内蔵型血液ポンプを使用し、あるいは手動で透析を終了します。また、15分以上停電し回路内の血液を生理的食塩水で置き換えて送電の再開を待っていた場合も、停電の発生から30分以上経過すれば、医師に確認後に動脈側と静脈側の穿刺針を抜去して透析を終了します。

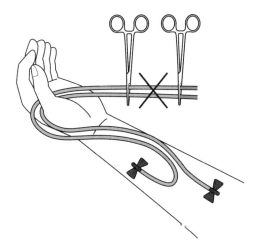

図7-1 緊急離脱の方法

2. また、緊急時に血液透析を中止・離脱する方法について教えてください

1）緊急離脱の方法 （図7-1）

①血液回路の動脈・静脈回路部分を患者さんの手のひらで握るように固定します。

②手のひらで握っている血液回路のやや装置側で（穿刺針より50〜55 cm

程度）、動脈・静脈回路を同時に2本の鉗子でクランプします。

③クランプした2本の鉗子の間で血液回路をハサミで切断します。その際、抜針は行いません。

④鉗子を患者さんに持ってもらいます。

⑤その後、患者さんを安全な場所へ避難させます。避難場所に移動し落ち着いてから抜針します。

Q52
休暇で旅行したい患者さんには、どのようにお話ししたらよいのでしょうか？

　国内旅行も外国旅行も可能ですが、普段から安定した透析が行われていることが望ましいです。

●個人で国内旅行に行く場合

　個人旅行の場合は、患者さん自身でも医療サイドでもよいのですが、行きたい場所の透析病院に行きたい日時に透析ベッドが空いていることを確認し予約します。旅行に行く前に、透析クリニック・施設にお願いし、紹介状と透析条件表、最近の透析経過表を郵送かEメール、FAXで送ります。患者さんにも透析手紙を持って行ってもらいます。その際、個人情報が他に漏れないように注意しましょう。帰宅後、かかった費用の還付を福祉事務所などで行います。

●個人で外国に行く場合

①旅行先（目的地）を決めます。

②旅行先での透析施設を探します。

③透析申込書をEメールまたはFAXで相手の透析施設に送り、「旅行透析の受け入れ」が可能かどうかをきき、可能なら予約します。

④患者情報用紙（患者カルテ）がEメールまたはFAXで送られてきます。

⑤主治医に患者情報用紙（血液データなども必要）、病院承諾書をすべて英

語で記入してもらい、返送します。

⑥透析の申し込みが受理され、透析予定の確認書が送られてきたら日本での作業は終了です。これらの手続きは現地透析日の1ヵ月前までに行われなければなりません。

⑦現地で透析を受けます。そして、透析終了後かかった透析費用を支払います（国によって金額は違います）。送迎希望であれば、送迎してくれる施設もあります。

⑧帰宅後、かかった費用の還付（上限3万円）の書類を福祉事務所に提出します。

＃透析旅行を主催している旅行社（例えば、全腎協機関紙掲載の旅行社は大阪旅行・近畿日本ツーリスト・名鉄観光など）には、外国でも病院との交渉、透析日時、透析回数など仲介してくれ、ホテルから病院への案内、透析中の付き添いを行う業者があります。ツアーも、個人旅行の手配もあります。インターネットでも旅行中の透析サービスの案内が載っていて、申し込みができます。

Q53

セックスについて質問されました。どのようにお答えしたらよいのでしょうか？　妊娠や出産は可能ですか？

1. セックスについて質問されました。どのようにお答えしたらよいのでしょうか？

　透析患者さんの多くが、性欲の低下と性機能障害をもちながら透析を続けています。男性血液透析患者さんに性機能障害が合併することはよく知られています。その原因としては尿毒症性毒素や貧血、内分泌性障害、血管性障害、神経性障害など、さまざまな要因の関与が考えられています。しかし、近年の血液透析療法はめざましい進歩を遂げ、長期生存が可能になったばかりか全身状態も著しく改善しており、それに伴って性機能障害も改

善してきていると考えられます。IIEF（International Index of Erectile Function）を用いた健常男性との比較では、高齢になるほど性機能の衰えは顕著になるようですが、40歳未満の若年層では性機能が保たれている患者さんが多かったようです。性機能障害のリスクファクターとしては高齢、テストステロンの低値、中性脂肪の高値、intact PTHの高値などがあげられます。透析患者さんに対するクエン酸シルデナフィル（バイアグラ®）の使用も学会などにて発表されるようになってきています。ただし、この薬の代謝部位は肝臓であり排泄も80％は糞便中であるにもかかわらず、高度腎障害例では最高血漿中濃度が高くなることが示されており、蛋白結合率が96.5％と高く透析による除去が期待できないため、投与は慎重にせざるを得ません。透析患者さんに対する性機能障害の治療法はいまだ確立されていませんが、本剤の禁忌事項に当てはまらず、心電図上虚血性変化がないこと、過去に狭心症様の症状を起こしたことがないことを確認したうえで、十分なインフォームドコンセント（IC）を行い投与すべきです。

2. 妊娠や出産は可能ですか？

　透析患者さんの妊娠は稀であるとされていましたが、透析技術や周産期医学、エリスロポエチン（ESA製剤）をはじめ各種薬剤の開発など各分野の進歩のおかげで妊娠率や生児分娩率は上昇してきています。しかし自然流産が高率に認められ、人工中絶を必要とすることや新生児死亡も少なくありません。妊娠中は体液過剰に陥りやすく、コントロール困難な高血圧や貧血の増悪、妊娠高血圧症候群（旧称：妊娠中毒症）の合併、羊水過多、胎児発育遅延、高度の低体重児を認めることが多いようです。そのことをよく踏まえたうえで、妊娠や避妊に関するカウンセリングが必要と思われます。

　透析を受けている女性は無月経や月経不順が多く、腹部症状を認めることもあり、また尿による妊娠反応検査が不確実になるなどの理由で、妊娠の判断が遅れがちです。妊娠の診断や妊娠時期の確定は超音波検査によります。妊娠にどのような透析が最も適しているかについてはまだ結論は出されていません。延べ透析時間が週20時間以上の群では生児分娩率が高く周産期死亡が減少する傾向があり、生下時体重では低体重の程度が軽くなる傾向があると報告されています。

妊娠の管理は透析医と産科医の密接な連携のもとに行います。特に、胎児の発育状態や胎盤機能、羊水量などの定期的なチェックが大切です。透析が子宮収縮を誘発し、妊娠20週以降は切迫症状の出現が高頻度（85％）にみられ、多くの例で症状出現後分娩まで入院管理を必要とします。ハイリスク妊娠に対応でき、NICU（neonatal intensive care unit: 新生児集中治療室）のある病院での管理が求められます。**表7-1**に透析患者さんのガイドラインを示します。

表7-1 妊娠中の透析患者のガイドライン

(1) 血中尿素窒素を50 mg/dL以下に保つ。そのためには毎日の透析を必要とすることもある。

(2) 胎児を障害するので低血圧を避ける。特に妊娠末期では増大した子宮と臥位が静脈還流を減少させて状態を増悪させる可能性がある。

(3) 高血圧を厳密に治療する。

(4) 循環血漿量の急激な変動を避け、透析間の体重増加を1 kg以内にとどめる。ただし、正常妊婦に期待される体重増加は維持させる。

(5) 透析が子宮収縮を起こさせるので切迫症状の出現に注意する。

(6) カルシウム濃度を頻回に調べ、高カルシウム血症を避ける。妊娠中は透析（時間・回数）を約50％増加させる必要があるが、その結果食事管理と体重のコントロールがしやすくなる。

(腎疾患患者の妊娠診療ガイドライン2017より)

Q54

透析に使用した資材は、その後どのように処分しているのですか？

廃棄物処理の分別として産業廃棄物、一般廃棄物、特別管理廃棄物（感染性廃棄物）に分けられます。**図7-2**に感染性廃棄物の判断フローを示します。

・**産業廃棄物**：事業活動に伴って生ずる廃棄物のうち、燃えがらや汚泥、廃

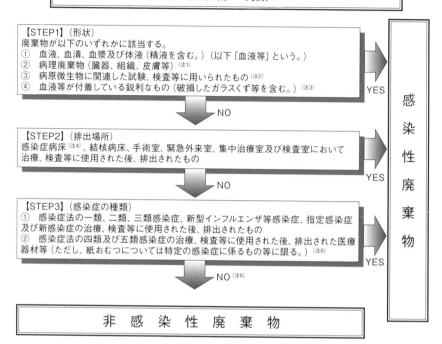

感染性廃棄物の判断フロー

【STEP1】（形状）
廃棄物が以下のいずれかに該当する。
① 血液、血清、血漿及び体液（精液を含む。）（以下「血液等」という。）
② 病理廃棄物（臓器、組織、皮膚等）(注1)
③ 病原微生物に関連した試験、検査等に用いられたもの(注2)
④ 血液等が付着している鋭利なもの（破損したガラスくず等を含む。）(注3)

YES

感染性廃棄物

NO

【STEP2】（排出場所）
感染症病床(注4)、結核病床、手術室、緊急外来室、集中治療室及び検査室において治療、検査等に使用された後、排出されたもの

YES

NO

【STEP3】（感染症の種類）
① 感染症法の一類、二類、三類感染症、新型インフルエンザ等感染症、指定感染症及び新感染症の治療、検査等に使用された後、排出されたもの
② 感染症法の四類及び五類感染症の治療、検査等に使用された後、排出された医療器材等（ただし、紙おむつについては特定の感染症に係るもの等に限る。）(注5)

YES

NO (注6)

非 感 染 性 廃 棄 物

（注）	次の廃棄物も感染性廃棄物と同等の取扱いとする。

（注） 次の廃棄物も感染性廃棄物と同等の取扱いとする。
　　　・外見上血液と見分けがつかない輸血用血液製剤等
　　　・血液等が付着していない鋭利なもの（破損したガラスくず等を含む。）
（注1） ホルマリン漬臓器等を含む。
（注2） 病原微生物に関連した試験、検査等に使用した培地、実験動物の死体、試験管、シャーレ等
（注3） 医療器材としての注射針、メス、破損したアンプル・バイアル等
（注4） 感染症法により入院措置が講ぜられる一類、二類感染症、新型インフルエンザ等感染症、指定感染症及び新感染症の病床
（注5） 医療器材（注射針、メス、ガラスくず等）、ディスポーザブルの医療器材（ピンセット、注射器、カテーテル類、透析等回路、輸液点滴セット、手袋、血液バック、リネン類等）、衛生材料（ガーゼ、脱脂綿等）、紙おむつ、標本（検体標本）等
　　　なお、インフルエンザ（鳥インフルエンザ及び新型インフルエンザ等感染症を除く。）伝染性紅斑、レジオネラ症等の患者の紙おむつ（参考1参照）は、血液等が付着していなければ感染性廃棄物ではない。
（注6） 感染性・非感染性のいずれかであるかは、通常はこのフローで判断が可能であるが、このフローで判断できないものについては、医師等（医師、歯科医師及び獣医師）により、感染のおそれがあると判断される場合は感染性廃棄物とする。

図7-2 感染性廃棄物の判断フロー

（廃棄物処理法に基づく感染性廃棄物処理マニュアル 2018 年より）

油、廃酸、廃アルカリ、廃プラスチック類、その他の政令で定める廃棄物の19種類を言います。

・**一般廃棄物**：産業廃棄物以外の廃棄物を言います。

・**特別管理廃棄物**：廃棄物のうち爆発性や毒性、感染性その他の人の健康または生活環境に関わる被害を生ずるおそれのある性状を有するものとして政令で定める特別管理一般廃棄物および特別管理産業廃棄物を言います。

①特別管理一般廃棄物：OA(office automation)紙(コピーやファックスなどに用いる用紙)や上質紙、新聞、雑誌、段ボール、医薬品・材料などの外装紙があり、コピー用紙、雑誌、新聞などはリサイクルして活用され、医薬品・材料などの外装紙は一般ゴミとして廃棄されます。

②特別管理産業廃棄物：ジュース瓶や缶、点滴ビン、点滴ボトル、チューブなどのプラスチック類があります。ジュース瓶や缶、点滴ビンはリサイクルされ、ボトルやチューブなどのプラスチック類は燃えないゴミとして処分されます。

＃透析に使用した資材は上記の特別管理廃棄物に当たり、透析に使用したチューブ類やプラスチック類、ゴム手袋、ダイアライザーなどは指定の段ボールに一つにして委託業者が収集・運搬します。

　これらの感染性廃棄物は『廃棄物処理法に基づく感染性廃棄物処理マニュアル』に従って処理するよう、2018年に環境省 環境再生・資源循環局から通知されています。具体的なマニュアルの内容については、廃棄物処理法で指定された特別管理廃棄物のうち、感染性廃棄物の処理について示された手順があり、感染の危険性で廃棄物を分け都道府県知事・政令市長の許可を受けた産業廃棄物処理業者と特別管理産業廃棄物処理業者に委託して処理することが決められています。周囲への汚染を拡げないために手順書では、感染性廃棄物の梱包・保管・収集、運搬の管理規則を定めることとされ、マニフェストによって最終処分されるまで責任をもって確認することになっています（**図7-2**）。

　業務を委託した医療施設は、処理業者が違法な処理をするとマニフェストで確認できるため、廃棄物を出した医療施設も責任を問われます。処理業者に委託せず施設内での処理も可能ですが、実際のところ感染性廃棄物の処理は焼却が中心で、小型焼却炉でのダイオキシン発生を避けるため処

理業者への委託が主となっています。

①　はじめに特別管理産業廃棄物管理責任者が定められ、感染性廃棄物
管理の責任者となります。資格として医師、歯科医師、薬剤師、保健師、
助産師、看護師、臨床検査技師および獣医師であれば厚生労働大臣が認
定する講習の過程を終了したのと同等の知識を有すると認められるため、
処理計画を策定し管理することができます。

②　具体的処理方法としては、感染性廃棄物は他の廃棄物と分別し周囲
を汚染させないために容器へ梱包し、容器にはバイオハザードマークを
付けて移動し、周囲に囲いが設けられた場所で保管します。保管は極力
短期間とします。血液の付着した布ではビニール袋に入れるだけでも構
いませんが、貫通性のある針・ガラス片では物理的に貫通不可能な容器
に収納することが定められています。具体的には、別に注射針を収納す
る容器が各ベッドに置いてあり、そこに捨てて、針刺し事故の予防策をとっ
ています。

③　実際に施設内で処理する場合は、焼却や溶解、高圧蒸気滅菌、乾熱
滅菌、煮沸、消毒、その他厚生労働大臣が指定する方法と決められてい
ます。医療施設で発生する感染性廃棄物は、プラスチックが多く含まれ
るため処理方法として焼却が選ばれますが、ダイオキシンが問題とされ
るようになって処理業者に委託されることが多くなっています。

④　実際に処理する業者は、都道府県知事に許可された特別管理産業廃
棄物処理運搬業、特別管理産業廃棄物処分業でなければならないため、
許可書を確認し写しを保管していく必要があります。委託する時は、感
染性廃棄物を引き渡す際に廃棄物の種類、量、性状、取り扱い方法を記
載したマニフェストを交付し、処理業者から返送されたマニフェストで
法に従った最終処理がされたことを確認します。マニフェストは5年間
の保管が義務づけられ、処理業者から60日以内に返送されない場合には、
都道府県知事へ届け出なければなりません。

このように厳重に感染性廃棄物として病原微生物や血液を処理するのは、
感染防止を目的としています。CDC（Centers for Disease Control and
Prevention：米国疾病予防管理センター）の院内感染対策ガイドでは、標

準予防策として、すべての患者さんの血液や体液などの湿性生体物質を感染性物質として取り扱うことを前提としています。この予防策は、血液を介する病原体感染の危険を減少させるのに有効であるとされています。MRSAや肝炎ウイルス感染者だけ特別扱いしていては、感染性腸炎や多剤耐性病原体による感染、結核や疥癬といった一般的な感染症を予防することはできないと思われます。感染性廃棄物は、処理していない状態での埋め立てが許可されていない現状では、経済的な負担はかかってくるにはせよ、医療施設の管理責任として最低限、廃棄物処理法に定められた処理が行われるようにしなければならないと思います。

Q55
血液透析を長続きしていただくための秘訣とは？

　近年の透析技術の発展と改善は、長期にわたって透析を続けられ長生きされる患者さんの増加をもたらせています。しかし一方で、長期維持透析に伴うさまざまな合併症を生み出し、長期生存患者の生命予後を危うくするような事態も知られるようになってきました。慢性維持透析患者総数の増加とともに、毎年の年間透析患者死亡者数も増加しています。死亡原因の構成をみると、2019年末では、1位心不全、2位感染症、3位悪性腫瘍、4位脳血管障害となっています（日本透析医学会統計による）。特に、心血管系の合併症は透析患者さんの死因の40％以上を占めるため、長期にわたる良好な透析生活を送るには、それらの危険因子に注意を払いながら自己管理をきちんと行うことが重要です。

　自己管理とは、透析治療が実りある治療となるように患者さん自身が飲食物の摂取をコントロールして体重を管理し、カリウムやリンなどの検査成績を良好に維持し、薬物の服用により合併症の発生をできる限り抑え、運動能力を保持するように努めることなどです。透析導入された時期には医療スタッフから自己管理の必要性を強調され、患者さん自身も自らの健

康は自分で守ると覚悟して透析生活を開始されますが、月日の経過とともに次第に自己流の生活習慣に流されてしまうことが多いのです。

　一方、透析スタッフ側では、長期透析患者はその家族とともに常に医学的・社会的・精神的危機にさらされている状態にあることを認識する必要があります。その認識のもとでソーシャルワーカー（MSW）や精神心理学者と連携して治療にあたることは、患者さんの長期生存におけるQOLを高めることができます。

　「血液透析を長続きしていただくための秘訣とは？」を表7-2にまとめました。最大の秘訣は、「十分に透析を行うことと自己管理をきちんと行うこと」です。適正な透析処方のもとに決められた治療、すなわち透析回数や透析時間をきちんと守ることなどで、透析効率の向上を図ることは最も重要ですが、表7-2に示した項目についての自己管理をきちんと守ってもらうことも重要です。

表7-2　血液透析を長続きしていただくための秘訣

1. 透析効果の向上を図る
2. 体液量（飲水量・体重など）の管理を厳格にする
3. 食事療法を正しく行う
4. 薬をきちんと服用する
5. 適度な運動および睡眠をとる

追補
新型コロナウイルス感染症 (COVID-19) と透析

　新型コロナウイルス感染症（COVID-19）は、2019年末から中国武漢市で原因不明の肺炎として多発しはじめ、すぐに東アジアから広く世界的に拡散し現在パンデミック（世界的大流行）の状況にあります（2021年5月現在）。慢性腎臓病（CKD）の患者さんは、透析療法患者さんを含めCOVID-19の重症化高リスク群とされています。最新の報告では、ニューヨークの COVID-19患者さんの基礎疾患として5.0 ％がCKDを、3.5 ％が末期腎不全を合併していたとのことです。わが国でも透析患者さんのCOVID-19合併者数や死亡者数が日本透析医会・日本透析医学会・日本腎臓学会新型コロナウイルス感染症対策合同委員会から逐次報告されています（2021年4月1日の時点で、透析患者数344,640人、感染者数は1,382人、PCR陽性率0.401％、死亡者数は199人）。今日の保存期CKD診療並びに透析療法においては、常にCOVID-19の合併を念頭に置かなければなりません。現在、各透析施設では皆で知恵を出し合いCOVID-19の院内感染は出すまいと必死の努力をしています。私が勤める松和会と関連施設では、2021年3月31日の時点で透析患者数6,226人、感染者数46人、PCR陽性率0.739％でした。感染者の年齢と性別をみると、全国での報告と同様に70歳以上の患者さんに感染率が高く、男性が60％以上でした。厚生労働省や国立感染症研究所、日本内科学会、日本腎臓学会、日本透析医学会、日本透析医会などのwebサイトから最新の関連情報を確認できます。また、日本腎臓学会から発表されている「腎臓病診療における新型コロナウイルス感染症対応ガイド」では、透析患者さんと透析医療従事者が注意することが記載されており、大変参考になると思います。この一文が出されたころには、COVID-19が世界的に収束（終息）されていることを願っています。

■参考文献

1. 富野康日己編著：血液透析の理論と実際. 東京, 中外医学社, 2019
2. 富野康日己編：これだけは知っておきたい透析ナーシングQ&A. 東京, 総合医学社, 2012
3. 富野康日己編著：血液透析患者さんのためのシャント管理とフットケアの新しい治療法 - FIRAPYの効果. 東京, 広稜社, 2018
4. 富野康日己著：血管透析−導入といわれたときから腎移植まで−, 東京, 保健同人社, 2000, pp58-61
5. 富野康日己編：スマート栄養管理術123. 東京, 医歯薬出版, 2014
6. 富野康日己著：腎臓病の治療とケア. 東京, 法研, 2017
7. 富野康日己著：メディカルスタッフのための腎臓病学. 東京, 中外医学社, 2017
8. 松岡由美子編：透析ケアBASiC. 透析ケア2018年夏季増刊（通巻320号）, MCメディカ, 2018
9. 富野康日己著：慢性腎臓病(CKD)をマネージする. 大阪, フジメディカル出版, 2020

索引

索引

索引

<著者プロフィール>

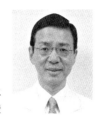

富野 康日己 とみの やすひこ

医療法人社団 松和会理事長 / 順天堂大学 名誉教授

1949年生まれ。1974年順天堂大学医学部卒業，1984年東海大学医学部内科講師，1988年順天堂大学医学部腎臓内科助教授，1994年～2015年同教授。この間，2004年同大学医学部附属順天堂医院副院長，2006年同大学医学部長，2008年同大学大学院研究科長を歴任。2015年医療法人社団松和会常務理事。2019年同理事長，現在に至る。

また，厚生労働省進行性腎障害に関する調査研究班（平成14～16年，主任研究者）や厚生労働科学研究費補助金（難治性疾患克服研究事業）進行性腎障害に関する調査研究班（平成17～19年，主任研究者）など，多くの厚生労働省班研究にも携わる。

多忙な診療・研究・教育活動のなか数多くの書籍も執筆，さらに一般向けの腎臓病や生活習慣病の啓発活動を行っている。

座右の銘は「研精不倦（けんせいうまず）」。

とうせきかんごきほん
透析看護基本レクチャー
とうせき　　　　　　　しつもん
透析ナーシング　55の質問

2021 年 6 月10 日　初版第 1 刷発行

著　者　富野 康日己
発行人　宮定久男
発行所　有限会社フジメディカル出版
　　　　大阪市北区同心 2-4-17 サンワビル 〒 530-0035
　　　　TEL 06-6351-0899 / FAX 06-6242-4480
　　　　https://www.fuji-medical.jp
印刷所　奥村印刷株式会社

©Yasuhiko Tomino, printed in Japan 2021
ISBN978-4-86270-180-0

＊ JCOPY ＜(社)出版者著作権管理機構＞
　本書の無断複製は著作権法上の例外を除き禁じられています。
　複製される場合は，その都度事前に，(社)出版者著作権管理機構
　（電話 03-5244-5088, FAX 03-5244-5089, E-mail：info@jcopy.or.jp）
　の許諾を得てください。
＊乱丁・落丁本はお取り替えいたします。
＊定価は表紙カバーに表示してあります。